写给患者的

健康指导书系

皮肤病
患者必读

主编◎李领娥

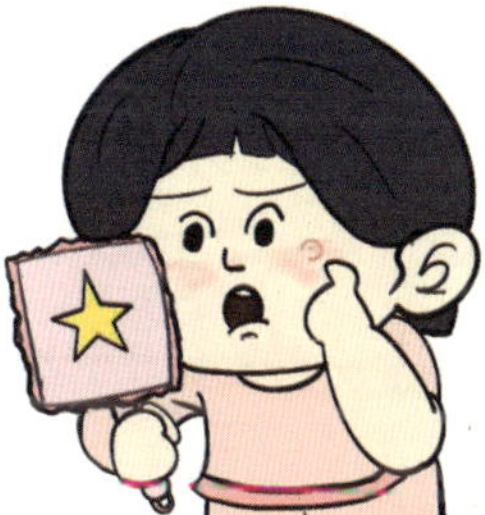

中国健康传媒集团
中国医药科技出版社

内 容 提 要

本书以问答的形式对常见皮肤病的基本常识、诊断、治疗与预防调护等做了详细的阐述，全书聚焦患者关注的问题，通俗解答，图文并茂，重点突出，科学性、实用性强。本书适合皮肤病患者及其家属阅读，也可供社区社工、临床医生、护理人员阅读参考。

图书在版编目（CIP）数据

皮肤病患者必读 / 李领娥主编 .— 北京 ：中国医药科技出版社，2024.8

（写给患者的健康指导书系）

ISBN 978-7-5214-4293-9

Ⅰ . ①皮… Ⅱ . ①李… Ⅲ . ①皮肤病—防治—普及读物 Ⅳ . ① R751-49

中国国家版本馆 CIP 数据核字（2023）第 226837 号

美术编辑 陈君杞

版式设计 也 在

出版 **中国健康传媒集团** | 中国医药科技出版社

地址 北京市海淀区文慧园北路甲 22 号

邮编 100082

电话 发行：010-62227427 邮购：010-62236938

网址 www.cmstp.com

规格 880 × 1230mm $^{1}/_{32}$

印张 8 $^{1}/_{4}$

字数 170 千字

版次 2024 年 8 月第 1 版

印次 2024 年 8 月第 1 次印刷

印刷 北京盛通印刷股份有限公司

经销 全国各地新华书店

书号 ISBN 978-7-5214-4293-9

定价 45.00 元

前言

皮肤是人体最大的免疫器官，是人体外观的重要组成部分，注意护理、美化皮肤的人越来越多。皮肤与人们的生活和健康息息相关。皮肤病是临床上的常见病、多发病，亦是难治之病。随着现代社会的发展、工作节奏的加快、交际活动的扩大以及环境、气候、心理等因素的影响，皮肤病的发病率逐渐上升。皮肤病对患者的生活质量及身心健康都会产生不同程度的影响和伤害，延误治疗可能会导致严重的并发症和后遗症。许多皮肤病不仅可以预防，还可以完全治愈！那么，临床上有哪些常见的皮肤病呢？其发病原因是什么？有什么好的防治方法？本书编写的目的就是解答皮肤病患者关心的问题。

在繁忙且紧张的日常诊疗工作中发现，患者们常常对于自己所患疾病有诸多疑问，但苦于时间有限，医患沟通常常并不充分。患者们迫切需要一本能够答疑解惑和了解皮肤病知识的“答案之书”。但是，专业的皮肤病书本晦涩难懂，内容繁杂，对于患者来说，并不适合。有感于此，本书另辟蹊径，改变思路，以临床中患者最关注的问题为核心，条分缕析，一一回答，相信本书可以帮助患者简单、直观、快速地寻找答案。

今天，人们获取信息的方式越来越便捷，如何在纷繁复杂的信息海洋里筛选、过滤、辨别、挖掘出真正有用的信息，是一种考验和挑战。以往的书籍大多从培养临床医师的角度出发，内容大多系统、专业，对于患者们来说实用性不强。因此，具有专业知识背景的我们，有责任和义务用患者听得懂的话，帮助患者搭建一座桥梁，直达问题的彼岸。

本书所列疾病多是临床中患者关心的问题，从简明、实用的角度出发，主要介绍了病毒性皮肤病、真菌性皮肤病、寄生虫性皮肤病、蜇咬伤皮肤病、过敏性皮肤病、色素异常性皮肤病、损容性皮肤病、皮肤附属器疾病。如大家常见的黄褐斑、雀斑、痤疮、荨麻疹、湿疹、白癜风、癣、带状疱疹、疣等疾病。通过一问一答，通俗易懂地介绍了皮肤病的相关知识，包括对常见皮肤病的基本常识、诊断、治疗与预防调护，让患者全面、科学地认识常见皮肤病。最后，编者还以附录的形式介绍了中医特色外治法、活性氧水浴、水氧治疗以供读者参考。

本书适用于皮肤病患者及其家属阅读，对于各级皮肤科医护人员也有参考价值。

本书在编写过程中得到了多位同道的支持和帮助，他们在繁忙的医疗、教学和科研工作之余参与撰写，在此表示衷心的感谢。由于时间仓促，书中难免存在不妥之处，敬请读者提出宝贵意见，以便再版时修订完善。

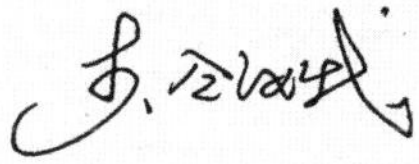

2024 年 1 月

目 录

病毒性皮肤病

治疗与预防调护 / 98

色素异常性皮肤病

损容性皮肤病

诊断 / 153

治疗与预防调护 / 161

皮肤附属器疾病

附录 2

附录 3

病毒性皮肤病

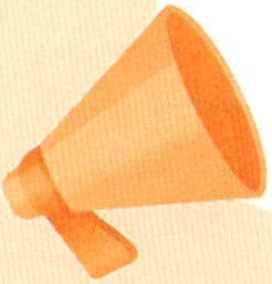

烦人的“刺瘊”是什么

被 HPV 感染后会引起疾病吗

哪些人群多发寻常疣

寻常疣的多发部位是哪里

寻常疣会传染吗

……

基本常识

01 烦人的“刺瘊”是什么

猴在我国深受大家喜爱，它象征着机灵、乖巧、精明、敏捷等，动画人物“齐天大圣”取经路上降妖除怪，是孩子们心中的英雄。但是，可不是每种“瘊”都被大家喜欢，其中有一种“瘊”就特别令人讨厌，“黏”在人的身上，赶都赶不走。这就是我们要说的“刺瘊”。光听名字，就让人觉得不舒服，有刺的“瘊”。

那这个“瘊”来自哪儿呢？“刺瘊”又称“瘊子”，医学术语叫作“寻常疣”（图 1-1），是一种由病毒感染引起的皮肤病。这种病毒叫作人乳头状瘤病毒，英文缩写为 HPV。

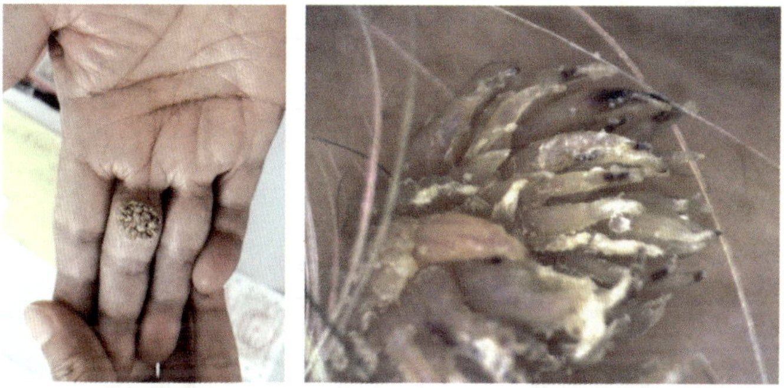

A　　B

图 1-1　寻常疣

注：A. 中指腹侧处有蚕豆大丘疹，圆形，高出皮面，表面角化，粗糙不平，色灰黄，呈乳头样疣状增殖；B. 皮肤镜下可见棕红色背景，多个明显乳头样增生，乳头中央点状出血，部分融合

02 被 HPV 感染后会引起疾病吗

会，被 HPV 感染后可以引起多种疾病，比如寻常疣、扁平疣、尖锐湿疣、宫颈癌等。从人类发现这个病毒至今，已经分离出 100 多种，包括 HPV-1、HPV-2、HPV-3、HPV-4、HPV-5 型等。同一种疾病可以由多型 HPV 感染引起，同一型 HPV 也会引起不同疾病。寻常疣通常由 HPV-2 型引起，其他还可以引起寻常疣的 HPV 类型包括 HPV-1、HPV-4、HPV-7 等型，且 HPV-2 型还可以导致扁平疣。尖锐湿疣通常由 HPV-6、HPV-11 等型引起，HPV-16、HPV-18 也可能引起尖锐湿疣。宫颈癌通常是由 HPV-16、HPV-18 型引起，HPV-6、HPV-11 型也可以引起宫颈癌。

03 哪些人群多发寻常疣

一般青少年多发。还有频繁在水中浸泡、手部受外伤、爱啃指甲、爱摩擦受压部位的人群也容易发生。

04 寻常疣的多发部位是哪里

寻常疣的多发部位是手背、手指、足和甲缘等处，亦可发生在身体其他部位。

05 寻常疣会传染吗

会传染，若家人得了寻常疣，要注意预防，保持干净卫生。

06 为什么会得扁平疣

扁平疣由 HPV 感染引起，HPV 感染也会引起寻常疣，但是引起扁平疣的病毒主要为 HPV–3 或 HPV–10 型，少数患者由 HPV–28、HPV–29、HPV–41 等型引起。

07 哪些人群多发扁平疣

扁平疣多发于儿童和青年人群，如孕产妇、皮肤屏障功能欠佳的人群等，可以提高免疫力，避免过度使用搓澡巾搓洗，减少发病率。

08 扁平疣的多发部位是哪里

扁平疣多发于面部、手背、颈部、前胸、后背等部位。

09 扁平疣会传染吗

扁平疣会传染。因为此病由病毒感染导致，所以有可能会通过自身接种传染至其他部位，比如搔抓后，会沿着搔抓的部位起一串皮疹，也可能传染给别人。

10 扁平疣会癌变吗

HPV 分为高危型和低危型，引起扁平疣的 HPV 属于低危型，所以癌变的可能性很低。

11 扁平疣治愈后会复发吗

HPV 感染人体后不会产生持久的免疫力，所以扁平疣患者治愈后被感染有可能会再次发病。

12 游泳会感染皮肤病吗

游泳可能会感染皮肤病！有一种可以通过水传播的皮肤病，叫作传染性软疣（图 1–2）。

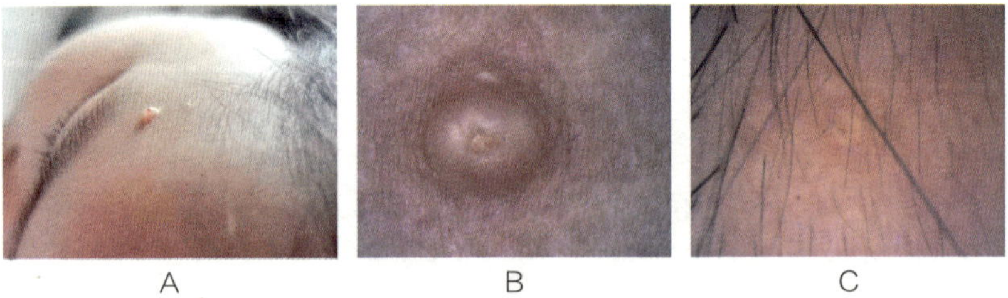

图 1–2　传染性软疣

注：A. 前额可见孤立绿豆大小隆起的丘疹，表面呈蜡样光泽，中央有脐凹；B. 皮肤镜下可见淡红色背景，单个半球形丘疹，中心微凹脐窝，表面有蜡样光泽；C. 皮肤镜下可见黄白色无定形区伴中央孔，周围环绕放射状血管

传染性软疣，是一种病毒感染的皮肤病，主要由传染性软疣病毒感染所致，可以经过直接接触感染，也可以自体接种感染，就是自己传染自己。易感人群如果在公共浴室或游泳池出现表皮破损则容易被感染，用搓澡巾搓澡者也容易发病（尽量不使用公共搓澡巾）。所以，人多的游泳池还是三思而后下吧！

传染性软疣潜伏期一般为2~7周，潜伏时间比较长，所以患有传染性软疣者赶紧想想之前有没有类似的接触史吧，如果把软疣小体放在显微镜下，是这个样子的（图1–3）！

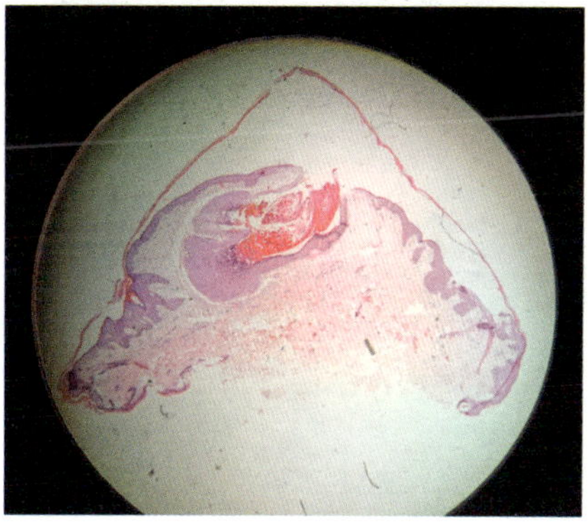

图 1–3 软疣小体

注：皮损脐凹内可见软疣小体

13 传染性软疣多发人群有哪些

传染性软疣多见于儿童及年轻人。

14 脖子上的“小肉揪”是什么

脖子上常见的“小肉揪”有两种，一种叫作软纤维瘤（图1–4），是一种良性肿瘤，另一种叫丝状疣（图1–5），由病毒感染引起，需要尽早祛除，以免自体接种扩散至身体其他部位或传染给家人。

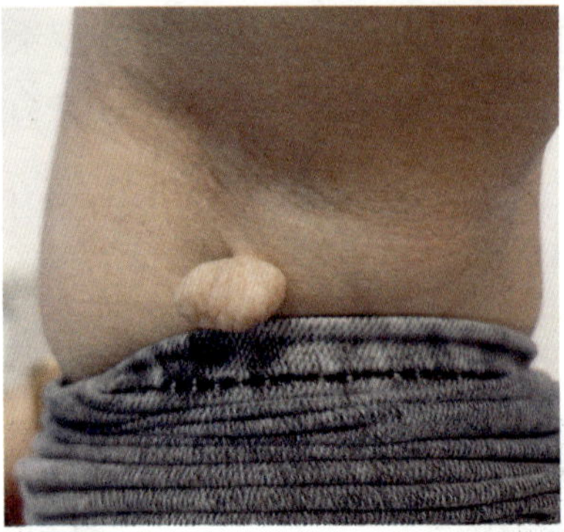

图 1-4　单发性有蒂软纤维瘤

注：位于腘窝处，肿块直径 1.5cm，有蒂，柔软无弹性，肤色，如口袋状

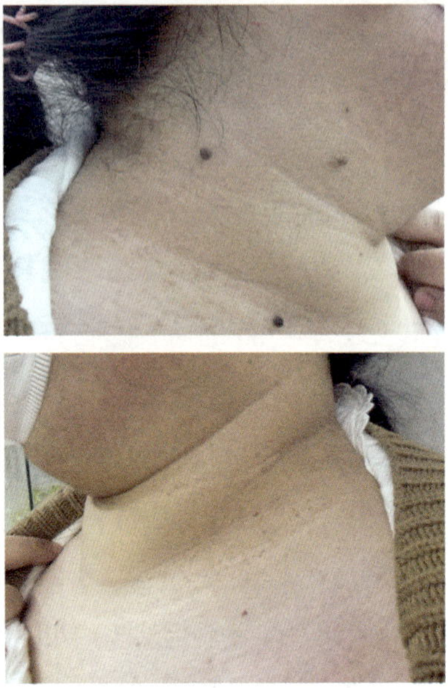

图 1-5　丝状疣

注：颈部多发棕灰色细软的丝状凸起

软纤维瘤又叫皮赘，是一种有蒂、稀疏纤维性的良性肿瘤，多发于颈、腋窝、腹股沟褶皱处。常见于中年或老年人，尤以围绝经期前后妇女多见，也可见于妊娠期。它有三种类型，第一种是多发于颈部的柔软皱纹状小丘疹，这种最常见，第二种是呈丝状增生柔软突起的软纤维瘤，第三种是单发性有蒂软纤维瘤。

软纤维瘤通常对健康无害。其成因尚不明确，有学者认为可能与胰岛素抵抗、脂代谢异常等因素相关。糖尿病、高脂血症、肥胖人群的软纤维瘤发病率高于健康人群。但也不用紧张，软纤维瘤通常不会癌变，但如果经常扭转软纤维瘤的蒂部，可能会引起区域性炎症、触痛甚至坏死。

丝状疣一般表现为正常肤色或棕灰色的单个细软丝状突起，表面多粗糙，多发于眼睑、颈、颏等处。丝状疣是由 HPV 感染引起的，不仅具有传染性，还会引起病变部位的炎症反应，若发生于眼睑，可伴发结膜炎或角膜炎。丝状疣的病程缓慢，具有传染性及自体接种扩散等特征，洗澡、洗脸时用力擦拭，可能会使疣播散到身体其他部位。患者若与他人共用毛巾，也可能会传染给其他人。因此，若丝状疣明显增多，或久不消退，应及时去医院就诊。

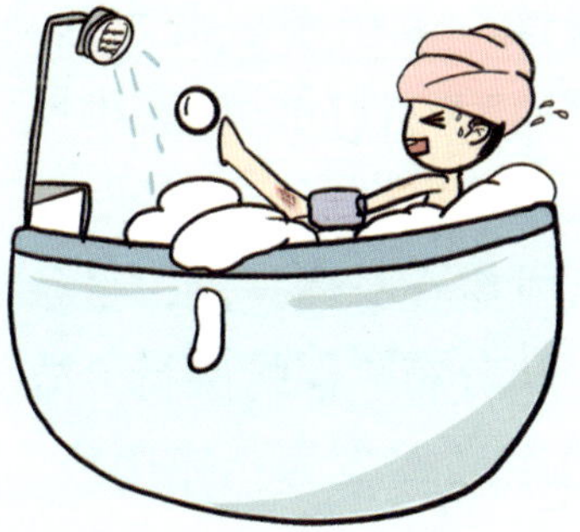

15 什么是“缠腰龙”

俗话说“一场秋雨一场寒”，立秋之后，气温逐渐下降，一种常见的皮肤病发病率却在逐渐升高，患者通常疼痛难忍，彻夜难眠，这就是带状疱疹，老百姓俗称“缠腰龙”或“蜘蛛疮”。这种病在老年人中比较常见，疼痛剧烈时会严重影响老年人的生活质量。

带状疱疹最常见于腰部，因此得名“缠腰龙”，民间甚至有“如果缠腰龙缠绕人体一周就会死亡”的说法，这种说法其实是谬论，带状疱疹通常不会缠绕人体一周，且一般不超过体表正中线。

16 什么是带状疱疹

带状疱疹是由水痘-带状疱疹病毒引起的，以身体一侧出现成群水疱、疼痛为特征的病毒感染性皮肤病。由于本病皮损常发生在身体一侧，呈条带状分布，似蛇串行，故中医又称之为“蛇串疮”（图 1-6）。

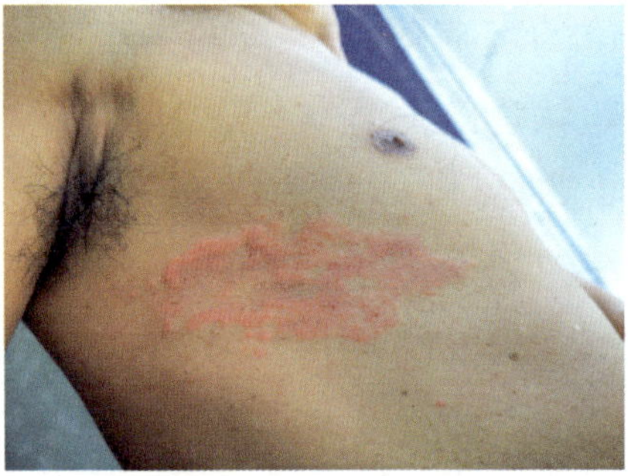

图 1-6　带状疱疹

注：右侧胸肋部呈片状不规则红斑，表面有丘疹或水疱，发生于身体一侧，不超过体表正中线

17 哪些人群多发带状疱疹

带状疱疹多发于人体抵抗力下降时，如老年人、小孩抵抗力较弱，被病毒感染的可能性较大，患病率较高。个别成年人，因为过度劳累，比如长期加班、外出旅游劳累等造成抵抗力下降时也会患该病。

18 带状疱疹会复发吗

一般人一生只感染一次，免疫缺陷的患者可能会复发。

19 为什么会得带状疱疹

发生带状疱疹通常是被人传染的，但不是患病前，而是更久之前。当机体抵抗力弱的时候感染病毒，病毒潜伏在身体内没有发病，或表现为水痘，等待合适的时机（抵抗力再次下降）时发为带状疱疹。

20 带状疱疹会传染吗

一般不会传染给抵抗力高的成年人，但是可能会传染给抵抗力弱的儿童，表现为“水痘”。水痘和带状疱疹为同一种病毒引起，只是临床表现不同。为避免将带状疱疹传染给孩子，需注意隔离。

21 带状疱疹患者隔离多久合适

带状疱疹患者需要隔离 2~3 周。

诊断

01 扁平疣有哪些临床表现

扁平疣表现为大小不等的扁平丘疹，小的如针尖大小，大的如黄豆大小，甚至更大，有些皮疹顶端是圆形的突起，有些皮疹呈扁平突起，表面粗糙，边界清楚，颜色可能是皮色、浅褐色、深褐色不等（图 1–7），可以单个生长，也可以成片生长，一般互不融合。通常无自觉症状，部分患者可有轻微瘙痒感。

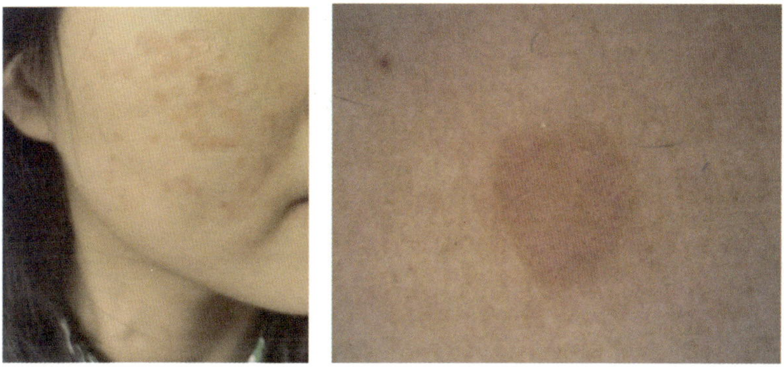

A　　　　　B

图 1–7　扁平疣

注：A. 面部可见较多米粒大扁平隆起的浅褐色丘疹，表面光滑，质硬；B. 皮肤镜下可见淡黄色背景，有散在点状出血

02 寻常疣有哪些临床表现和类型

寻常疣的典型皮损为黄豆大小或更大的灰褐色、棕色、皮色丘疹，表面粗糙，呈菜花状或毛刺状，质地坚硬

（图 1–8），分为甲周疣、甲下疣、丝状疣、指状疣等类型。

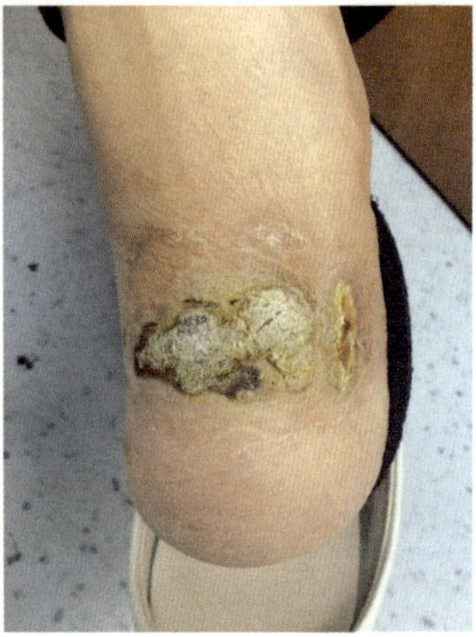

图 1–8　寻常疣

注：足跟部乳头样疣状增生，表面粗糙，呈黄棕色

03 寻常疣有什么组织病理学表现

寻常疣的组织病理学检查可见疣体表面凸凹不平，角质层显著角化过度或角化不全。棘细胞层肥厚呈乳头瘤样增生，棘细胞层浅部及颗粒层都有大空泡性细胞，细胞核呈圆形，染色很深，但核周围细胞质透明呈空泡状。

04 传染性软疣有哪些临床表现

传染性软疣表现为半球形丘疹，粟粒至绿豆大小，表面有蜡样光泽，中心微凹如脐窝，顶端挑破后，可挤出白色奶酪样物质，这就是软疣小体，都是病毒！皮损一般散在分布，多发于面部、眼睑、躯干、生殖器等部位。多无不适或出现轻微瘙痒、疼痛等不适。

05 带状疱疹有什么症状表现

带状疱疹可出现簇集分布的红斑、水疱，呈带状排列，一般不超过体表正中线（图 1–9）。发疹前常有发热、乏力、食欲减退、全身不适、局部灼热、瘙痒、感觉过敏、神经痛等前驱症状。

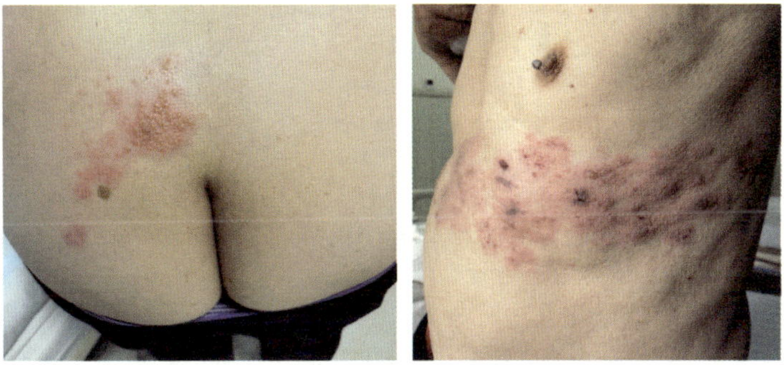

A　　　　　　　　B

图 1–9　带状疱疹

注：A. 左腰臀部带状疱疹，可见簇集水疱，不超过体表正中线；B. 左侧胸胁背部带状疱疹，呈带状分布，可见血疱

06 带状疱疹后神经痛的疼痛表现有什么特点

带状疱疹后神经痛临床表现复杂多样，呈间断发作，也可持续发作，特点如下。

1. 疼痛部位

常见于单侧胸部、三叉神经（主要是眼神经）、颈部，其中胸部占 50%，头面部、颈部及腰部占 10%~20%，骶尾部占 2%~8%，其他部位＜ 1%。带状疱疹后神经痛的疼痛部位通常比疱疹区域要大，极少数患者会发生双侧带状疱疹。

2. 疼痛性质

带状疱疹疼痛性质多样，可为烧灼样、电击样、刀割样、针刺样、撕裂样。可以一种疼痛为主，也可见多种疼痛并存。

3. 疼痛特征

（1）自发痛：在没有任何刺激的情况下，皮疹分布区及附近区域出现疼痛。

（2）痛觉过敏：对伤害性刺激的反应增强或延长。

（3）痛觉超敏：非伤害性刺激也会引起疼痛，如接触衣服或床单等轻微触碰或温度的微小变化也会诱发疼痛。

（4）感觉异常：疼痛部位常伴有感觉异常，如紧束样感觉、麻木感、蚁行感、瘙痒感，也可出现客观感觉异常，如温度觉和振动觉异常，感觉迟钝或减退。

4. 病程

30%~50% 患者疼痛持续时间超过 1 年，部分患者病程可达 10 年或更长。

07 带状疱疹后神经痛对情感、睡眠、生命质量有什么影响

带状疱疹后神经痛患者常伴有情感、睡眠及生命质量的损害。45% 的患者情感受到中重度干扰，表现为焦虑、

抑郁、注意力不集中等。有研究报道，60% 的患者曾经或经常有自杀想法。超过 40% 的患者伴有中重度睡眠障碍。患者还常出现多种全身症状，如慢性疲乏、厌食、体重下降、缺乏活动等。患者疼痛程度越重，情感、睡眠和生命质量受到的影响也会越严重。值得注意的是，患者的家属也易出现疲乏、应激、失眠以及情感困扰。

08 特殊部位带状疱疹有什么并发症

长在特殊部位的带状疱疹可能会引起失明、面瘫、听力下降、眩晕等严重的并发症（图 1–10），因此患病后要及早治疗，减少并发症的发生。

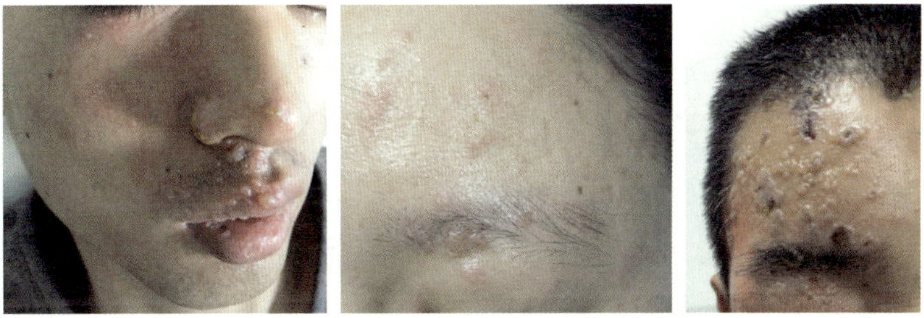

图 1–10　头面部带状疱疹

09 初起不疼痛的带状疱疹以后也不会疼痛吗

有的老年人得了带状疱疹后面积很大，但初起并不疼痛。随着老年人年龄增大和免疫力逐渐下降，带状疱疹引起的疼痛、皮疹和并发症可能更加严重，初期不疼痛，后期可能会疼痛，且相当剧烈。

10 如何诊断带状疱疹

根据沿神经走向、呈带状分布的群集性小水疱伴显著神经痛，即可诊断为带状疱疹。出疹前无皮损的患者应注意与胸膜炎、心绞痛、肾绞痛、胆囊炎、阑尾炎、肋软骨炎、流行性肌痛等鉴别。医生应仔细询问病史，注意疼痛的性质，以及轻微刺激局部皮肤是否会诱发显著的疼痛，可以帮助诊断。

11 如何评估带状疱疹疼痛

评估带状疱疹疼痛应遵循多维度原则，疼痛强度和疼痛性质均为重要的评估指标。推荐使用视觉模拟评分法或数字分级评分法评估疼痛强度，麦吉尔疼痛问卷等可辅助评估疼痛强度。推荐使用 ID pain 量表、神经病理性疼痛评估量表及神经病理性疼痛筛选问卷评估疼痛性质。健康调查量表 36、诺丁汉健康量表或生命质量指数可用于评估患者的生命质量。此外，利兹神经性症状和体征评分和 ID pain 量表还可以作为神经病理性疼痛的诊断工具。

12 皮肤镜检查扁平疣有什么表现

皮肤镜检查扁平疣多见浅褐色或黄色背景上规律分布

点状血管，点状血管周围可见褐色微小环状结构，随着病程延长，皮损中央血管逐渐不可见，仅剩皮损周边血管。有时可见到蛙卵样结构或小叶状结构。面部扁平疣和扁平疣样脂溢性角化病在临床上容易混淆，但后者在皮肤镜下常出现沟脊结构、粉刺样开口、“虫噬状”边缘及发卡样血管等脂溢性角化病皮肤病特征。

13 皮肤镜检查传染性软疣有什么表现

皮肤镜检查传染性软疣可见白色或黄白色无结构区，周围围绕冠状血管。此外，还可见到点状和放射状血管。在非偏振光下可见典型的环状火山口样结构。

治疗与预防调护

01 寻常疣不治疗会痊愈吗

部分寻常疣患者不治疗可以自行消退，但还有部分患者很难自行消退，且容易越长越多，消退期有长有短，1~2 年不等，也有一些患者需要更长时间才能消退。但是在未消退时，可能会引起自身接种、播散，导致越长越多，尤其是跖疣，有些患者足底可由一个逐渐发展为十几个。

02 寻常疣有哪些治疗方法

寻常疣的治疗方法有多种，可根据疣的部位、数目、大小、有无继发感染及既往治疗情况等选用电干燥法、冷冻疗法、刮除术、光动力治疗、手术切除、腐蚀等疗法。寻常疣是皮肤表皮的良性赘生物，对人体伤害不大，治疗时不建议采用引起显著瘢痕的治疗方法。

03 火针怎样治疗寻常疣

常规皮肤消毒后，用火针针刺疣体，深度以到达疣体根部为宜，视疣体脱落情况，每 7~10 天治疗 1 次，3~4 次后可痊愈。应用火针治疗寻常疣，无感染风险，操作简单，效果显著，值得临床推广。

04 寻常疣有“母瘊子”吗

寻常疣是由病毒感染引起，通过自身接种会感染其他部位，表面上看起来是由一个疣传播加重感染，其实每个疣体都可以引起自身接种，所以，寻常疣没有公母之分，也没有“母瘊子”一说。

05 地摊和家传秘方靠谱吗

我们经常听说地摊上面有“秘方祛瘊子”等信息，由于价格便宜，受到部分患者的青睐。那么所谓的秘方到底是什么呢？安全吗？

其实不管是什么秘方，只要想把面部的增生物去掉，那肯定都是一些腐蚀性的物质，通过把增生物腐蚀破坏掉达到治疗效果。这些所谓的“药水”或“秘方”大部分是液体的，所以在治疗过程中很容易流动，从而不小心伤到皮损周围的正常组织，治疗后容易遗留瘢痕。另外，操作这些治疗“药物”的人大多是江湖游医，根本没有接受过专业的医学知识教育和培训，对疾病的诊断做不到准确无误，更不要说让他们根据“瘊子”的大小调整药物的用量了。这些方法都是缺医少药时候的产物。现在已经有了更为先进、安全和精准的电离子和激光治疗，所以没有必要再去尝试那种落后被淘汰的治疗方法了。

06 如何治疗扁平疣

扁平疣是一种自限性疾病，通常发作时间为数月至数年不等。在 HPV 感染引起的疾病中，扁平疣的自发缓解率最高。如果扁平疣患者疣体处出现发红、发痒，这往往是要消退的前兆。在未消退之前，有可能会越来越多，也可能会传染给他人，所以建议早期治疗。

1. 扁平疣皮损数目不多

扁平疣皮损数目不多时，可以给予激光治疗或者冷冻治疗。也可以选择外用维 A 酸类药物、咪喹莫特乳膏等。

2. 扁平疣皮损数目较多

扁平疣皮损数目较多时，可以选择光动力治疗，同时口服调节免疫药物，以增强免疫力。

3. 中医药治疗

口服清热解毒类中药，或者中成药如马齿苋颗粒等，配合外用清热解毒中药煎水外敷，还可直接将马齿苋颗粒调成糊状后外敷。

07 激光或冷冻治疗扁平疣会留瘢痕吗

一般不会。因为病毒只感染表皮，给予激光或冷冻治疗后，只去掉感染的表皮层，不会损伤真皮，所以治疗后不留瘢痕。但是，如果患者本身属于瘢痕体质等特殊体质，或操作者技术不佳时，可能会出现瘢痕。另外，给予激光治疗后，局部会出现结痂，若患者自行抠掉痂皮，可能会出现浅表的瘢痕或色素沉着（就是掉了痂皮后，局部会有点黑）。患者色素沉着后注意防晒会慢慢自行消退，不留痕迹。所以，结痂后切勿强行剥离。

08 如何治疗传染性软疣

传染性软疣治疗方法比较简单。可以使用小镊子将软疣小体完全夹除，然后消毒压迫止血就可以了。也可以使用激光或电灼方法去除软疣小体。

切忌搔抓！否则会出现自体接种哟！

09 如何治疗软纤维瘤

软纤维瘤患者可以去医院通过激光、冷冻等方法祛除，较大、有蒂的皮赘，可手术切除。网络上宣称“自己在家轻松处理皮赘”的方法很多，但这些方法存在感染等多种风险，因此不推荐使用。

10 丝状疣和软纤维瘤有什么治疗误区

无论是丝状疣还是软纤维瘤，都可以通过正规医学方法祛除。所以，如果皮肤上出现了“小肉揪”又判断不出到底是什么，最好的办法是尽快到医院找皮肤科医生确诊。常常有患者因为自行处理不当就诊，包括用剪刀直接剪除、用手掐除、用头发丝扎系根部、外涂无花果汁液等，然而这些方式，常常会导致继发感染或引起接触性皮炎造成更严重的后果，甚至可能会遗留瘢痕。丝状疣系人乳头瘤病毒感染所致，有传染性，所以建议患者尽量选择去正规医院就诊，日常生活中注意避免搔抓，不要用毛巾及搓澡巾搓洗，尽量不要与家人共用毛巾及搓澡巾。

11 西医如何治疗带状疱疹

带状疱疹具有自限性，治疗原则为抗病毒、止痛、防止并发症。通常在发疹后 48~72 小时开始抗病毒治疗，可选用阿昔洛韦、伐昔洛韦、更昔洛韦等抗病毒药物。急性期疼痛严重者可以选择非甾体抗炎药（如双氯芬酸钠）、三环类抗抑郁药（如阿米替林）。带状疱疹后神经痛可以选择单用加巴喷丁或普瑞巴林。早期合理应用糖皮质激素可抑制炎症过程，缩短急性期带状疱疹疼痛的时间，无禁忌证的老年患者可口服泼尼松，治疗疗程 1 周左右。疱疹未破时可外用炉甘石洗剂、阿昔洛韦乳膏或喷昔洛韦乳膏；疱疹破溃后可酌情选用 3% 硼酸溶液或 1 ∶ 5000 呋喃西林溶液湿敷，外用 0.5% 新霉素软膏或 2% 莫匹罗星软膏。也可给予紫外线、红外线等局部照射，促进疱疹干涸结痂，缓解疼痛。

12 中医如何治疗带状疱疹

中医学认为带状疱疹初起多为湿热困阻、湿毒火盛，后期多为火热伤阴、气滞血瘀或脾虚失运。初期以清热利湿解毒为主，后期以活血化瘀理气为主，兼顾扶正固本。

1. 肝胆湿热型

发病初期，症见皮疹鲜红，簇集水疱，疱壁紧张，焮红灼热刺痛。治宜清热利湿，解毒止痛。方用龙胆泻肝汤加减。中成药可选用龙胆泻肝丸、加味逍遥丸、新癀片、清开灵注射液等。

2. 脾虚湿蕴型

症见皮疹淡红，疱壁松弛，糜烂渗出较多，疼痛。治宜健脾除湿、行气活血止痛。方用除湿胃苓汤加减。中成药可选用参苓白术散。

3. 气滞血瘀型

多见于老年人，症见皮疹色暗红或结血痂，或皮疹消退，但仍疼痛不止。治宜理气活血化瘀，通络止痛。方用血府逐瘀汤加减。中成药可选用七厘散、云南白药、血府逐瘀胶囊、大黄䗪虫丸等。

针灸是中医治疗带状疱疹的特色疗法，可选用火针、电针、局部围刺、刺络放血拔罐、穴位埋线、艾灸等治疗方法。

13 特殊人群患带状疱疹如何治疗

婴儿期、母乳期患水痘的儿童较易发生带状疱疹，但症状较成人轻，可口服阿昔洛韦 20mg/kg，4 次 / 日，重症患者可静脉滴注阿昔洛韦。老年人易出现带状疱疹皮肤、内脏播散，出现并发症，宜采用高效低毒的抗病毒药物积极治疗，若无禁忌证可使用糖皮质激素治疗。妊娠晚期患者可口服阿昔洛韦或伐昔洛韦，严重者静脉滴注阿昔洛韦，但妊娠 20 周前应慎用。哺乳期患者口服阿昔洛韦时需停止哺乳。

14 带状疱疹的常见并发症是什么

带状疱疹最常见的并发症是带状疱疹后神经痛。目前国际上尚未达成共识，国外多数研究者认为带状疱疹出现后疼痛持续 3 个月及以上即为带状疱疹后神经痛。我国《带状疱疹后神经痛诊疗中国专家共识》中明确指出，带状疱疹后神经痛是皮疹愈合后疼痛持续 1 个月及以上。带状疱疹后神经痛的发病率占带状疱疹患者的 5%~30%。带状疱疹后神经痛多见于高龄、免疫功能低下患者，疼痛部位通常比疱疹区域大，常见于单侧胸部、三叉神经处或颈部。疼痛性质多样，可为烧灼样、电击样、刀割样、针刺样或撕裂样，以一种疼痛为主，也可多种疼痛并存，可明显扰乱患者的睡眠、情绪，影响患者的工作和日常生活，严重者可导致精神障碍和抑郁。30%~50% 的带状疱疹后神经痛患者疼痛持续时间超过 1 年，部分患者病程可达 10 年或更长。

15 如何治疗和预防带状疱疹后神经痛

1. 治疗时机及药物选择

患者发生带状疱疹后神经痛时立即止痛，这是治疗的最佳时机，早期治疗可缩短疼痛持续时间，降低治疗难度。一线治疗药物包括钙通道阻滞剂（如普瑞巴林和加巴喷丁）、三环类抗抑郁药（如阿米替林）和 5% 利多卡因贴剂。治疗疗程视病情和药物性质而定。此外，皮肤科还可与疼痛科和神经科等相关科室合作，采用神经介入及物理治疗等手段，缓解患者症状。

2. 预防

早期积极抗病毒治疗可减轻带状疱疹后神经痛的严重程度，尤其适用于 50 岁以上有中重度疼痛、严重皮疹或累及非躯体部位者。针对老年患者适当延长抗病毒药物的治疗疗程可减少带状疱疹后神经痛的发生率，且早期积极镇痛治疗也可有效预防带状疱疹后神经痛的发生。另外，有研究显示带状疱疹疫苗预防 60 岁以上人群发生带状疱疹后神经痛的有效率为 66.5%。

16 得了带状疱疹后有哪些注意事项

得了带状疱疹后，除了药物治疗外，还需要保持大便通畅、心情愉悦、休息充足，患处保暖勿着凉。带状疱疹多时饮食宜清淡，干燥结痂时可正常饮食。

17 如何预防带状疱疹

提高 50 岁及以上易感人群的抵抗力是重要的基础预防措施。带状疱疹患者应采取接触隔离措施，免疫功能低下的播散性带状疱疹患者还应采取呼吸道隔离措施直至皮损结痂。带状疱疹疫苗适用于 50 岁以上免疫功能正常人群，可显著降低带状疱疹的发生率，但有效率随年龄增长而降低，严重免疫抑制人群和孕妇禁止接种带状疱疹疫苗。此外，低剂量阿昔洛韦预防用药可能会降低 HIV 感染者带状疱疹的发病率。

18 如何预防软纤维瘤

预防软纤维瘤需要避免或减少局部皮肤的摩擦刺激，注意皮肤保湿，同时要适当减肥，增加运动，减少日光照射等。

19 如何预防传染性软疣

传染性软疣的预防主要包括避免搔抓，防止扩散。在集体活动场所避免使用共用衣物和浴巾。

20 带状疱疹患者可以运动吗

大多数带状疱疹患者因神经痛而不运动的做法是错误的。因为带状疱疹只影响皮肤的感觉神经，对肌肉、运动神经没有影响。对于高龄老年患者，带状疱疹病程较长，如果长期不活动会导致肌肉萎缩，所以要鼓励高龄老年患者步行运动，活动四肢，避免肌肉萎缩。

21 高龄老人患了带状疱疹后要补充营养吗

带状疱疹是由水痘–带状疱疹病毒感染引起的，高龄老年患者在发病 2~3 周时，身体血液及皮肤中有病毒存在，需要清淡饮食，多吃蔬菜水果，不能吃人参、阿胶、虫草、鹿茸等补品，治愈 3 周后才可适当考虑补充营养，提高机体免疫力，恢复机体功能。

真菌性皮肤病

什么是头癣

头癣多发于哪些人群

头癣为什么多发于儿童

头癣会传染吗

头癣如何传染

……

基本常识

01 什么是头癣

头癣是指累及头发和头皮的皮肤真菌感染。头癣是由真菌引起的，根据真菌的自然生态学及寄生特点，可分为亲人性、亲动物性和亲土性。不同类型的皮肤真菌感染会引起不同类型的头癣。

02 头癣多发于哪些人群

头癣最常见于幼儿和学龄期儿童，容易在幼儿园及小学等场所暴发流行。

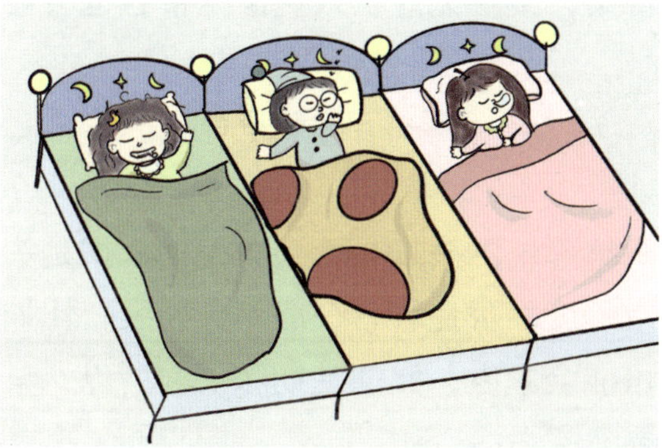

03 头癣为什么多发于儿童

皮脂腺中的脂肪酸可以保护头皮，脂肪酸含量越多，防御能力越强。儿童头皮中的脂肪酸含量低，对真菌的抵抗力较弱，感染真菌后容易发病。

04 头癣会传染吗

头癣会传染。凡是真菌引起的疾病，均具有一定程度的传染性。

05 头癣如何传染

头癣容易通过接触传播，包括直接接触和间接接触。接触感染者或患病的猫、狗等，都会导致直接传染，接触被真菌污染的理发工具、帽子、枕巾、梳子等物品，也可引起间接传染，接触无症状致病菌携带者也会被感染。

06 头癣部位的头发会再生吗

判断头癣部位的头发是否会再生的依据是头皮及毛囊炎症的轻重程度。炎症轻者一般不会脱发，比如白癣。炎症明显者可能会脱发，比如晚期脓癣。所以，早发现、早治疗最重要。

07 什么是体癣

体癣是指发生在头皮、毛发、掌跖和甲以外浅表部位的皮肤真菌感染。

08 体癣会传染吗

会传染，所以要避免接触可能患癣的动物，如流浪猫、流浪狗等，但只有皮肤密切接触患癣部位，才有可能被传染。

09 什么是“灰指甲”

灰指甲，在我们日常生活中经常见到，是大众对甲病的一种俗称。只要指甲（趾甲）变色，如变黄、变白、变灰、浑浊等，老百姓都把它叫作“灰指甲”。在医学上，这种“灰指甲”一般分为两种，一种是真菌感染，叫作甲癣或者甲真菌病，可以“一个传染俩”（图2–1），另一种为非真菌感染，比如银屑病或湿疹患者的指甲（趾甲）、甲营养不良综合征患者的指甲（趾甲）、扁平苔藓患者的指甲（趾甲），以及经常涂指甲油导致的化妆品接触性皮炎等。

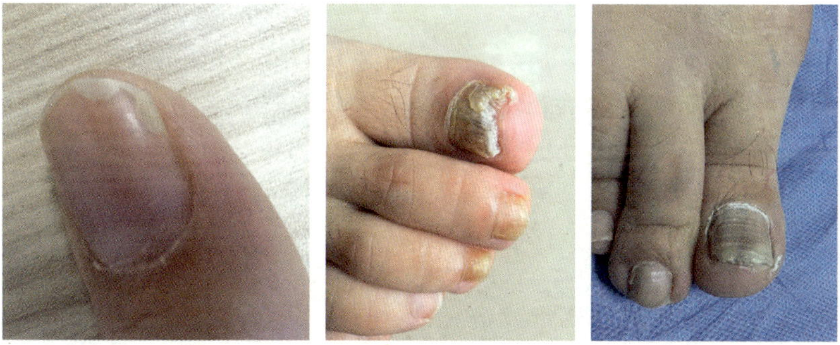

A　　B　　C

图2–1　甲癣

注：A. 远端侧位甲下型；B. 全甲毁损型；C. 全甲毁损型

10 什么是甲真菌病

一般由皮癣菌、非皮癣菌、酵母菌等真菌引起的甲感染，叫作甲真菌病。甲癣是指皮癣菌侵犯甲板或甲下所引起的疾病。说白了，甲真菌病和甲癣都是真菌感染引起的。

11 灰指甲会传染吗

灰指甲会传染，不仅会自身传染，还会传染给其他人。

12 为什么会得灰指甲

1. 外伤

外伤后局部皮肤屏障破坏，真菌通过皮肤破损处感染。如穿鞋挤压、趾甲被钝物砸到、修剪趾甲过短等都可能引起灰指甲。

2. 传染

一个指甲（趾甲）出现感染，可能会传染给其他的指甲（趾甲）。甚至有人患了足癣后，足癣部位的真菌也会感染甲板，引起甲真菌病。

3. 局部环境差

在温暖潮湿的环境下长期浸泡在水中易发病。如夏季天气炎热，穿不透气的运动鞋长时间闷捂后易引起灰指甲。

4. 合并其他疾病

某些疾病导致甲板受损，引起灰指甲。

5. 免疫力低下

免疫力低下的人群，容易被感染。

13 甲真菌病治愈后会复发吗

甲真菌病治愈后不会复发。如果用药疗程不够、残留的真菌没有被完全杀死，可能会逐渐繁殖增多，导致疾病加重，但这种情况不叫作复发，属于未治愈。如果再次感染真菌，依然会发病。

14 什么是足癣

足癣，又称“香港脚”“脚气”，是真菌感染引起的皮肤损害，往往先单侧（即单脚）发生，数周或数月后才感染到对侧。水疱主要出现在趾腹和趾侧，最常见于第 3、第 4 趾间，具有很强的传染性。

15 什么是花斑癣

花斑癣俗称汗斑，又称“花斑糠疹”，是由糠秕马拉色菌感染表皮角质层引起的一种浅表真菌病。

引起该病的糠秕马拉色菌为一种嗜脂性酵母样真菌，是正常皮肤表面的常驻菌，几乎存在于所有人皮肤表面及毛囊内。在皮脂腺分泌旺盛的部位（头皮、面部、躯干上部）密度最高。所以在新生儿额面部，青少年及成年人的颈、胸、肩、背、上肢近端等皮脂腺分布多、皮脂分泌旺盛处容易发病。

糠秕马拉色菌是一种条件致病菌，在高温潮湿环境、局部多脂多汗、卫生条件不佳等情况下才会致病。

16 花斑癣多发于哪些人群

花斑癣多见于青壮年，以男性为多，因青年男性活动多、出汗多，故易发生花斑癣。此外，长期应用糖皮质激素、身体虚弱、营养不良、糖尿病及妊娠者都可能发生本病。

17 花斑癣会传染吗

花斑癣具有遗传易感性，属于多基因遗传，因宿主与环境因素的综合作用而发病。夫妻之间同患花斑癣者罕见，花斑癣不具有传染性。

18 什么是股癣

股癣在温热潮湿的季节容易发病，男性多汗者尤易发病。股癣多发生于腹股沟处和臀部，该部位常由于内裤紧密包裹导致温热潮湿，真菌容易生长繁殖（图 2-2）。因此，肥胖患者、糖尿病患者、久坐办公室的职工以及合并足癣和（或）甲癣的患者容易发生股癣。

股癣患者治愈后应针对上述易感因素进行纠正，预防复发。

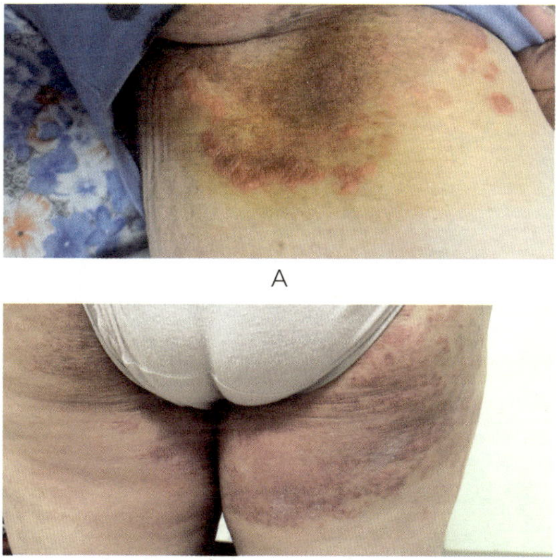

A

B

图 2-2 股癣

注：A. 大腿根部内侧呈环状损害，边缘隆起，边界清楚，皮损处有丘疹及丘疱疹，附有鳞屑，中央部位可自愈，有色素沉着；B. 股癣逐渐蔓延至臀部

19 体癣治愈后会复发吗

体癣治愈后不会复发，如果用药疗程不够、残留的真菌没有被完全杀死，有可能再次繁殖增多，导致疾病加重，但这不叫作复发，属于未治愈。另外，如果再次接触传染源，有可能再次感染。

诊断

01 头癣有哪些种类

根据临床形态学命名可将头癣分为白癣、黄癣、黑点癣、脓癣。

1. 白癣

白癣表现为头皮出现灰白色鳞屑性斑片，呈圆形或椭圆形，周边还会出现卫星状小脱发斑。病发可在高出头皮 2~4mm 处折断，残根处外有白色菌鞘包绕。一般无自觉症状，偶有不同程度瘙痒（图 2–3）。白癣一般无炎症反应，至青春期可自愈，青春期时皮脂腺分泌活跃，皮脂中的不饱和脂肪酸对真菌生长有抑制作用。白癣不破坏毛囊，故不造成永久性脱发，愈后不留瘢痕。

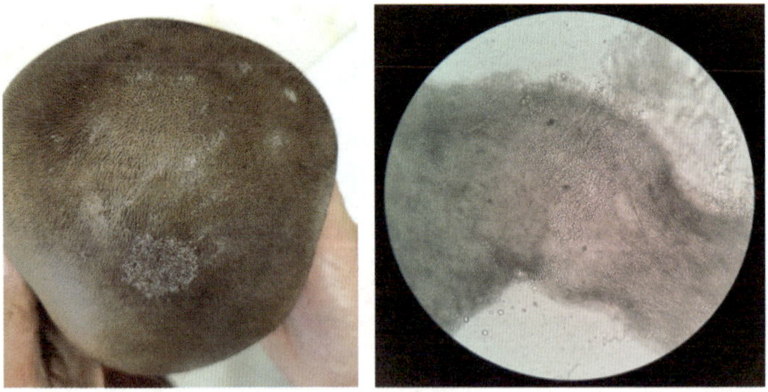

A　　B

图 2–3　白癣

注：A. 头顶部散在分布白色鳞屑性斑片，边界清楚，周围可见卫星状小脱发斑，可见折断的发根；B. 显微镜下可见头发内成堆的小孢子

2. 黄癣

皮损初起为针尖大小的淡黄或红色斑点，覆薄片状鳞屑，之后形成黄豆大小的淡黄色痂，周边翘起，中央紧附着头皮形如碟状（黄癣痂），严重者可覆盖整个头皮，除去痂后，头皮潮红糜烂。真菌在发内生长，造成病发干枯、无光泽、变细、变脆、易折断，可破坏毛囊，引起永久性脱发，愈后遗留萎缩性瘢痕。可伴有不同程度的瘙痒和疼痛，并伴有特殊的鼠臭味。部分患者仅表现为炎性丘疹、脱屑而无典型黄癣痂，易误诊。

3. 黑点癣

儿童及成人均可发病。皮损初起为散在的鳞屑性灰白色斑，之后逐渐扩大成片。特点是病发刚出头皮即折断，残根在毛囊口处呈现黑点状。皮损炎症轻或无炎症，微痒。黑点癣愈后常留有局灶性脱发和点状萎缩性瘢痕。

4. 脓癣

脓癣是由亲动物性皮肤真菌引起的头皮严重感染。皮损初起为成群的炎性毛囊性丘疹，逐渐融合成隆起的炎性肿块，质地软，其表面在毛囊口处形成蜂窝状排脓小孔，可挤出脓液。皮损处毛发松动，易拔出。常伴耳后、颈、枕部淋巴结肿大，伴有疼痛和压痛，继发细菌感染后可形成脓肿，亦可伴发毛癣菌疹（图 2–4）。本型可破坏毛囊，愈后可留有永久性脱发和瘢痕。

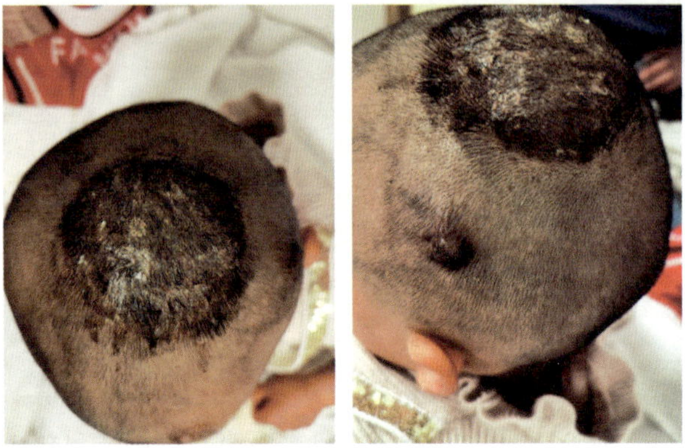

图 2-4 脓癣

注：头顶部红肿隆起，表面有黄色脓液附着，结痂，病变部位毛发脱落

02 体癣有哪些症状

当致病性真菌侵犯人体表皮角质层后，可引起很轻的炎症反应，出现红斑、丘疹、水疱等损害，继之脱屑。常呈环状，故俗称"圆癣"或"钱癣"（图 2-5）。体癣有大片不规则环状损害，边缘为红色小丘疹，中心部分无丘疹或散在丘疹，有色素沉着。

损害开始时散开分布，当逐渐扩大后，会相互融合重叠，有时甚至泛发全身，尤其对一些免疫缺陷病患者或应用免疫抑制剂、糖皮质激素、抗肿瘤药物等患者，皮损范围会很广泛。由于机体防御力的作用，环形损害的中心可自愈脱屑或有色素沉着，边缘高起成圈状，可有活动性红斑、丘疹、水疱。儿童体癣可呈几个圈，彼此重叠形成花环状，形态较为特殊。

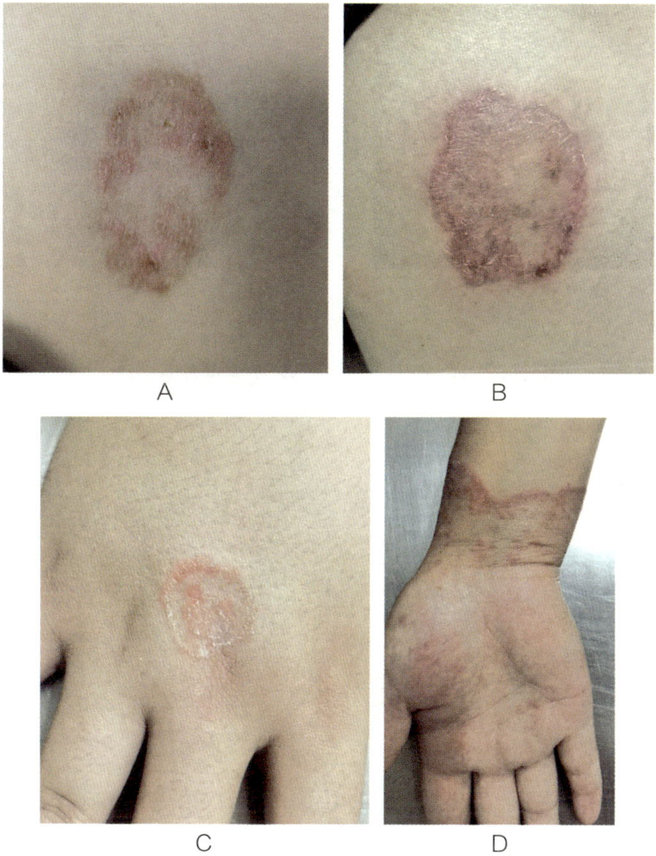

图 2-5　体癣

注：A. 腹部体癣；B. 背部体癣；C. 手背体癣；D. 上肢体癣

03 如何诊断体癣

诊断体癣可行真菌镜检，取少量皮疹部位的皮肤鳞屑在显微镜下观察，若发现菌丝即为阳性（图 2-6）。若真菌镜检为阴性，可行真菌培养。

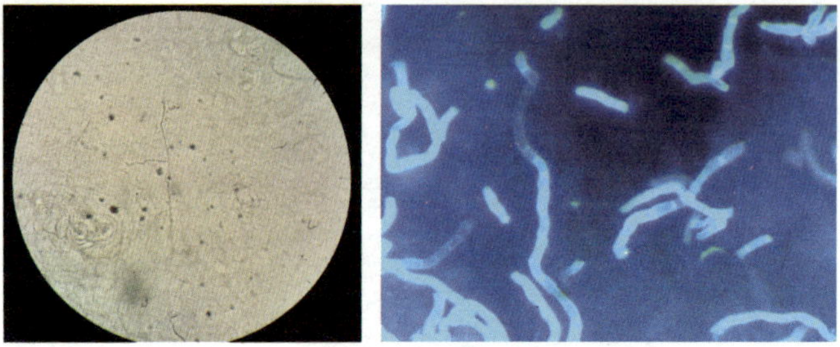

图 2-6 菌丝

注：A. 普通显微镜下菌丝；B. 荧光显微镜下菌丝

04 如何诊断甲真菌病

甲真菌病患者受损的甲板可出现浑浊、增厚、分离、变色（变白、变黄等）、萎缩、脱落、翘起、脆性增加、表面凹凸不平、钩甲、甲沟炎等，时间久了，其他甲板也可能出现相应的变化。甲真菌病分为多种类型。其中远端侧位甲下型最为常见。可取甲板、甲屑行真菌镜检，在显微镜下，发现菌丝即为阳性。若真菌镜检为阴性，可行真菌培养。必要时行甲组织病理检查。

05 足癣有哪些临床表现

足癣的临床表现有水疱、丘疹、鳞屑等，自觉瘙痒。约 93% 的患者因剧烈瘙痒就医。其次，皮损局部可能会出现糜烂、渗液、肿胀，影响行走活动，还可见鳞屑脱落，局部皲裂、疼痛，出现臭味，并发甲真菌病、丹毒、蜂窝织炎、淋巴管炎等。

06 足癣有哪些类型

1. 水疱型

症见趾间、足缘、足底出现米粒大小的深在性水疱，疏散或成群分布，疱壁较厚，疱液内容清澈，不易破裂，数日后干燥脱屑，相互融合，形成多发性水疱，若撕去疱壁，可见蜂窝状基底及鲜红色糜烂面，剧烈瘙痒。

2. 趾间糜烂型

症见局部表皮角质层浸渍发白，可因走动时不断摩擦，表皮脱落，露出鲜红色糜烂面，严重者趾缝间、趾腹与足底交界处皮肤均累及，剧烈瘙痒，多发于第 3、第 4 趾缝间（图 2–7）。常见于足部多汗者。

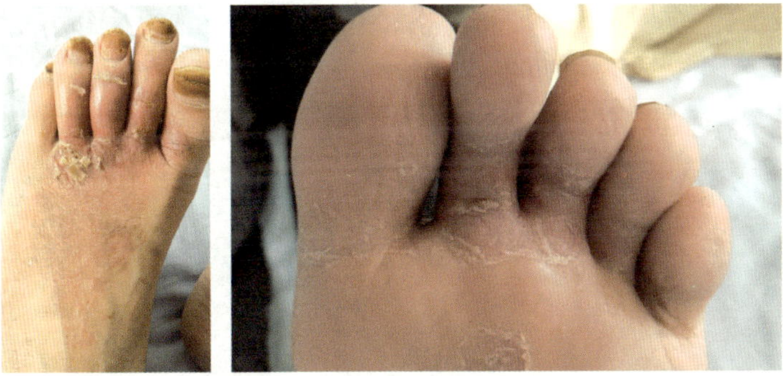

图 2–7　足癣（趾间糜烂型）

注：足趾间及趾周红斑，片状脱屑，红斑上有小水疱

3. 鳞屑角化型

症见足底、足缘、足跟部皮肤角质增厚、粗糙、脱屑，鳞屑成片状或小点状，反复脱落（图 2–8）。冬季趾缝间皮肤发生裂隙，夏季产生水疱，有痛感。常因搔抓引起继发性感染，并发淋巴管炎、蜂窝织炎、丹毒、败血症等疾患。

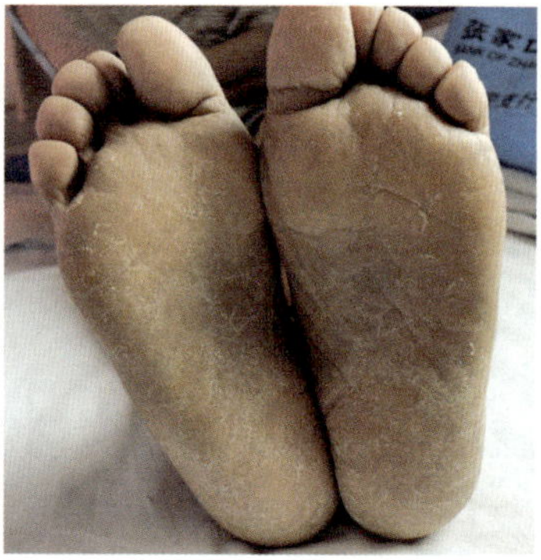

图 2–8 足癣（鳞屑角化型）

注：皮肤角化过度，粗糙无汗

07 花斑癣有哪些临床表现

花斑癣自觉症状不明显，可有轻度瘙痒。皮损为褐色、淡褐色、淡红色、淡黄色或白色斑，表面有细微鳞屑（图 2–9）。花斑癣在夏秋季节容易复发或加重，冬季皮疹会减少或消失。

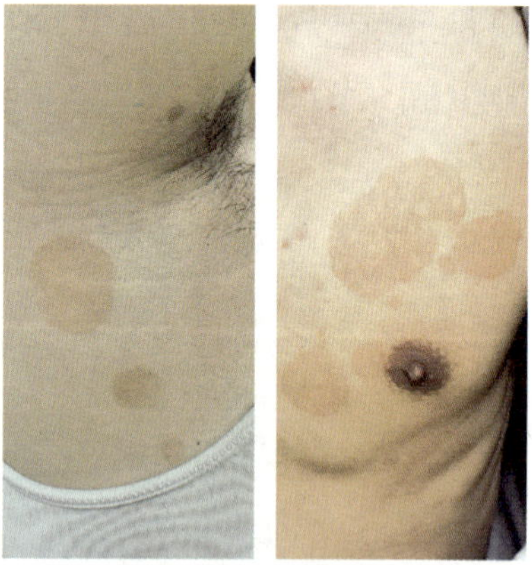

图 2–9 花斑癣

注：腋下、上胸部多数圆形、黄褐色斑片，伴有细小鳞屑，有的融合成片

08 如何诊断花斑癣

花斑癣的诊断标准之一为真菌学检查：皮损取材后直接镜检可见弯曲呈“S”形或腊肠形的菌丝以及圆形或卵圆形孢子，具有特征性。伍德光下皮损显示浅黄色或淡棕色荧光，可帮助诊断（图 2-10）。

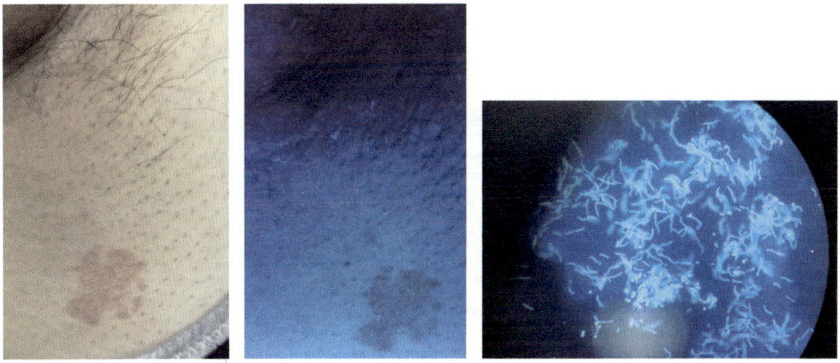

图 2-10　花斑癣

注：A. 腋下不规则黄褐色斑片，伴有细小鳞屑；B. 伍德光下显示淡棕色荧光；C. 显微镜下可见腊肠形菌丝和圆形、卵圆形孢子

09 股癣有哪些临床表现

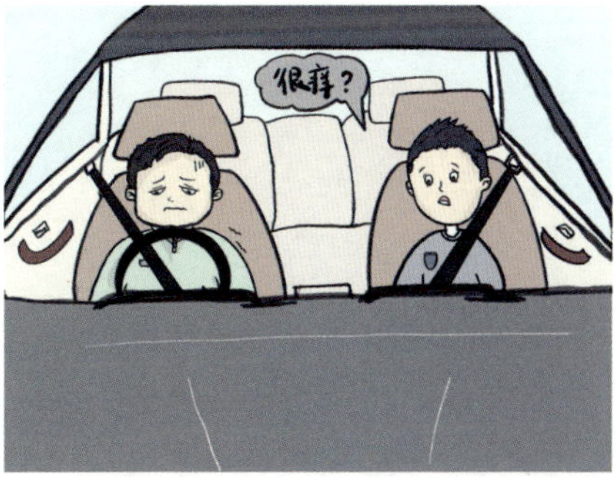

股癣的典型临床表现为红斑和脱屑，呈圆形、类圆形或不规则形，

边缘常扩展性加重，严重者可出现水疱和渗液，患者自觉瘙痒不适，多发于长期久坐的男性人群，比如男性司机。

治疗与预防调护

01 头癣的治疗原则是什么

头癣的治疗原则是“剪（发）、洗（头）、搽（药）、服（药）、消（毒）”。足量、足疗程口服抗真菌药物是治疗头癣的关键。因此，建议患者谨遵医嘱，规范治疗。除了治疗患者，切断传播途径，防止再次感染及传播同样重要。

02 如何防止头癣传播

①患者使用过的毛巾、帽子、枕巾、梳子等生活用品及理发工具要煮沸消毒，生活环境也要进行消毒灭菌。

②确诊头癣患者的家庭成员，也要进行头癣的体格检查，发现头癣后需要进行治疗。

03 头癣患者单纯外用药膏会痊愈吗

不会，但是可以降低头癣患者的传染性及带菌量，需要配合口服药物才能根治，因为药物需穿透毛囊才能起效。

04 如何治疗体癣

治疗各型体癣患者，原则上以外用药物为主，包括复方水杨酸酊剂、复方苯甲酸软膏、复方间苯二酚涂剂、1% 益康唑、3% 克霉唑霜、20% 土槿皮酊、2% 咪康唑霜、联苯苄唑、酮康唑、舍他康唑、布替奈芬、特比萘芬、萘替芬霜等。治疗全身泛发性体癣尤其是红色毛癣菌致病时，除外用药物外，可以适当内服灰黄霉素，必要时也可短程口服伊曲康唑、特比萘芬等。还可根据情况给予清热解毒利湿中药口服及外用。

05 如何治疗甲真菌病

甲真菌病可根据病甲累及的部位、数量，选用不同的方法或联合治疗。主要治疗方法包括甲癣封包、外用药物、口服药等。

1. 甲癣封包

使用外用药物前将病甲全部去除。待正常指甲（趾甲）完全长出后，即为治愈（图 2–11）。

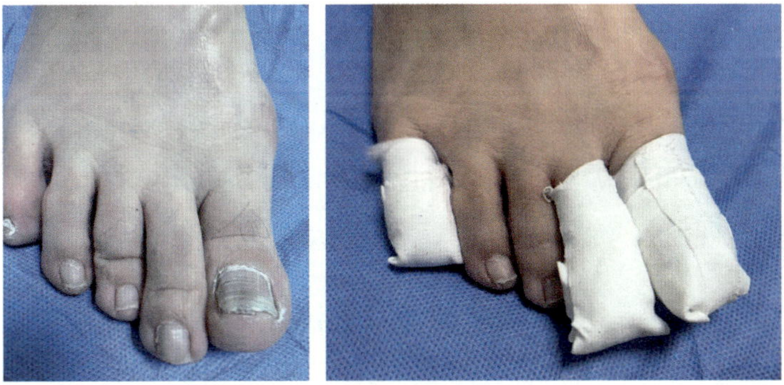

图 2–11　甲癣封包

2. 外用药物

外用抗真菌药，如阿莫罗芬搽剂、环吡酮胺等。

3. 口服药

针对近端甲下型和全甲毁损型甲癣，单纯甲癣封包及外用药物效果通常不理想，需要使用口服药物治疗。建议在医师判断病情后口服伊曲康唑、特比奈芬、氟康唑等，根据情况服用 2~4 个疗程。待正常指甲（趾甲）完全长出后，即为治愈。

06 口服抗真菌药治疗甲真菌病有不良反应吗

很多人认为口服抗真菌药治疗甲真菌病会损害肝肾功能。其实，这是个误区。大部分药物代谢都是通过肝脏或者肾脏代谢，抗真菌药物多通过肝脏代谢，只要肝功能正常的人群都可以服用，病毒性肝炎、肝脏转氨酶升高、老年患者等建议在医师指导下服用。根据编者临床观察，出现肝功能受损的比例非常低。儿童患者服用抗真菌药物也较为安全。所以，在没有禁忌证的情况下，可以口服抗真菌药物。如果担心肝肾功能受损，可定期检查肝肾功能，如果出现肝脏转氨酶升高，停用抗真菌药即可恢复。

07 为什么不同菌种感染的甲真菌病治疗方法几乎一样

以前确实有甲癣或甲真菌病患者必须要先知道是哪一种真菌感染后，才使用药物治疗。但是，不论是哪一种真菌感染，其感染甲板的临床表现都相似，只有行真菌培养才能确定是哪一种真菌感染。无论是哪一种真菌感染，其治疗的原则与药物几乎相同。当患者确诊为真菌感染后，按照抗真菌药物坚持服药，若无明显效果，临床考虑该药耐药后，可行培养鉴定及药敏试验，以寻找敏感的抗真菌药物，对症治疗。

08 外用硝酸咪康唑治疗甲真菌病有效吗

效果很差。因为甲板比较坚硬，一般的外用药物很难浸入甲板中，所以常规使用外用药物如乳膏、喷剂等效果并不理想。

09 “亮甲”可以治疗甲真菌病吗

“亮甲”的主要成分是聚维酮碘和阿司匹林。聚维酮碘对微生物有一定的杀灭作用，阿司匹林具有抗炎的效果，临床上治疗甲真菌病有一定的作用，但是，聚维酮碘抗感染作用时间很短，效果略差。在《中国甲真菌病诊疗指南》中并没有提到这个药物，所以，如果患者家里有这个药物时，可以使用，若没有此药物，建议患者到正规医院皮肤科就诊，在皮肤科医师指导下正规治疗，合理用药。

10 如何治疗足癣

可用中医外洗法，用苍肤洗剂加减湿敷或浸泡，药物为苍耳子、地肤子、蛇床子、土槿皮、苦参、百部、枯矾等。渗液多者加土茯苓、薏苡仁、茵陈；糜烂明显者加地榆；脓液多者加野菊花、蒲公英、黄连。外用可涂抹蛇脂参黄软膏。鳞屑角化型足癣患者可先外用水杨酸角质剥脱剂，再使用抗真菌药物，还可外用咪唑类抗真菌药物，包括克霉唑、益康唑、咪康唑、酮康唑、联苯苄唑、异康唑、舍他康唑、奥昔康唑、卢立康唑等。不同的药物，每日外用 1~2 次，一般疗程需要 4 周。可用丙烯胺类抗真菌药物，包括萘替芬、特比萘芬和布替萘芬，该类药物在体外对皮肤真菌有较强的抗感染作用，每日外用 1~2 次，疗程 2~4 周，即可获得良好的疗效。

足癣患者涂药后若不注意卫生，常常会并发手癣，且常常单手受累，呈现特殊的“两足一手”表现。因而涂药后要注意洗手。

足癣（图 2–12）患者常常因为本病迁延难愈，反复发作，所以对本病的治疗信心不佳。医务工作者应注意指导患者使用正确的涂药方法以及保持卫生。患者身体其他部位的癣病以及家庭成员、宠物的癣病需要同时治疗，这样才能提高疗效，降低复发率。

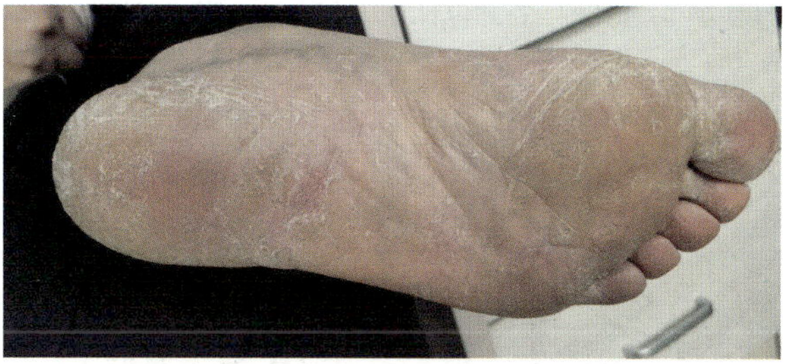

图 2-12 足癣（鳞屑角化型）

足癣患者要注意个人卫生，若搔抓出现渗液或糜烂症状要及时到正规医院皮肤科就诊。

11 如何治疗花斑糠疹

对于面积小、症状轻的花斑糠疹患者以局部外用疗法为主，皮损广泛者可内服抗真菌药物。常用咪唑类、酮康唑等霜剂或洗剂，疗程 4~6 周，病情控制后定期用 2% 酮康唑洗剂可预防复发。对于皮损面积大、外用药物疗效欠佳的花斑糠疹患者，可酌情口服抗真菌药物，如伊曲康唑、氟康唑等。

12 如何治疗股癣

股癣患者局部皮肤娇嫩薄弱，容易对外界不良刺激产生炎症反应或过敏反应。因此，股癣的外用药一般宜选用温和的剂型，如乳膏等，避免使用含乙醇或类似助溶剂的制剂，软膏类药物因为偏油腻，易造成患者局部不适，还容易污染内裤，因此不适用于股癣患者。

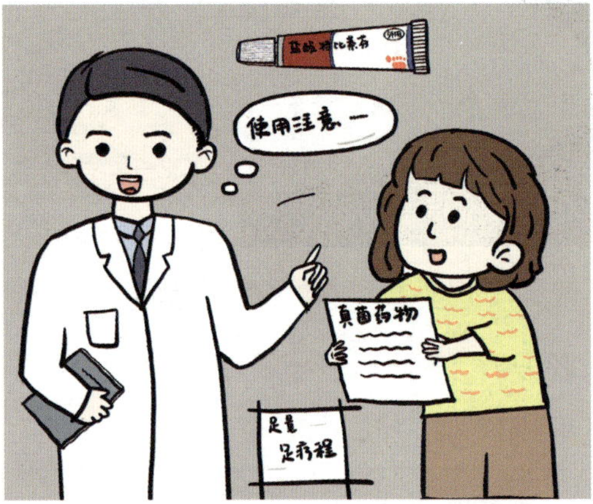

不管选用何种抗真菌外用制剂，都要做到足量、足疗程。足量是指将药物涂在所有疑似真菌感染的皮损上，还要将涂药范围扩大至皮损周边正常皮肤 1~2cm 处，以免遗漏病灶造成复发。涂药后应在涂药区皮肤上按揉一会儿，以确保药物透皮进入皮损内杀灭真菌。足疗程是指保证治疗时间不少于 2 周，让抗真菌药物与真菌有充足的接触时间，确保清除真菌。

得了股癣并不可怕，只要规律、规范用药，保持局部干燥、透气，治疗股癣的同时将合并的足癣和（或）甲癣一并彻底治疗，就可以彻底治愈股癣！

13 如何治疗特殊人群体、股癣

1. 老年人

除了感染部位外，还需要考虑并发症和药物相互作用等因素。如果感染面积较大且不宜采用系统治疗，局部用药时应适当延长疗程。如果需要系统使用抗真菌药物，宜选择药物相互作用较少的药物。

2. 儿童

儿童皮肤更新速度较快，局部治疗比成人患者有更好的临床疗效。皮损面积过大或者有明显的毛发受累时，可以口服抗真菌药，特比萘芬和伊曲康唑治疗儿童体、股癣均安全有效。

3. 妊娠及哺乳期

根据国家市场监督管理总局“妊娠期药物安全分级标准”，目前归入 B 类的抗真菌药有克霉唑、奥昔康唑、特比萘芬、萘替芬、环吡酮胺等，在大剂量动物安全性研究中没有发现生殖毒性。克霉唑和咪康唑在多项大样本妊娠早期及中后期临床研究中表现出较好的安全性。上述药物可在权衡利弊后酌情用于妊娠期体、股癣患者的局部治疗。

根据国家市场监督管理总局“哺乳期药物安全分级标

准”，克霉唑、酮康唑、咪康唑、特比萘芬等外用抗真菌药提示较安全。特比萘芬和氟康唑亦较为安全。

4. 免疫缺陷人群

对于免疫缺陷人群，建议局部治疗联合口服抗真菌药物，适当延长疗程并个体化，同时积极纠正免疫缺陷状态。对于部分持续存在免疫功能缺陷的患者，需要长期维持治疗。

14 如何预防头癣

①避免接触感染源，包括癣病患者或被真菌污染的物品，避免接触患有癣病的动物，如猫、狗等。

②养成良好的卫生习惯，定期洗头，避免与他人共用帽子、毛巾、梳子和寝具等个人物品。

③加强宠物管理，若发现宠物有结痂、脱皮、脱毛等现象，应及时送至动物医院进行评估，判断是否患病。

④确诊为头癣后，患者要进行足疗程的治疗，避免半途而废，导致真菌残留，疾病复发，通常治病疗程需要 2~3 个月，谨遵医嘱治疗。

15 夏季如何预防足癣

1. 注意个人卫生，预防感染

足部多汗和损伤，是足癣最常见的诱因，平时要减少化学性、物理性、生物性物质对足部皮肤的不良刺激，穿透气性好的鞋和袜，保持足部干燥。容易出脚汗的人宜穿棉袜，不宜穿不透气的尼龙袜和胶鞋，同时应养成良好的卫生习惯，天天洗脚，勤换袜子，保持鞋袜干燥。

2. 注意公共卫生，防止传染

在日常生活中，注意公共卫生。不要穿别人的鞋和袜，洗脚盆要一人专用，洗涤足癣患者袜子时应尽量与其他衣物分开，避免去不清洁的浴池、游泳池，不在公共游泳池、浴池、健身房等地方赤足行走，避免使用公共剪刀、指甲钳等。

3. 保持情绪稳定

保持情绪稳定，兴奋和激动容易诱发多汗，加重足癣。

4. 合理用药，正规治疗

许多患者用药不正规，随便在药店里买药，足癣在治疗上比较复杂，不同个体出汗情况及对癣菌的易感性不同，因此，足癣患者一定要到正规医院皮肤科就诊，在皮肤科医师指导下正规治疗，合理用药。

16 如何预防体癣

体癣患者建议穿吸汗透气的棉质衣物，避免和其他人混用衣物、毛巾，内衣应定期洗晒消毒。肥胖者应勤换衣物，积极控制体重，易出汗部位可使用粉剂保持局部干燥，易复发者可采用抗真菌粉剂进行预防。家庭成员有类似感染时，应同时治疗，合并足癣及甲真菌病时应积极治疗。如果因接触宠物导致，应对宠物进行真菌学检查并治疗，同时对宠物接触过的家庭物品进行消毒处理。

17 如何预防甲真菌病

1. 减少与传染源接触

积极治疗手癣、足癣、体癣、股癣，避免自身传播。注意个人卫生，避免与手癣、足癣、体癣、股癣、甲癣和头癣患者直接接触。避免使用共用拖鞋、浴巾、寝具等物品，防止间接传播。

2. 控制传播途径

提高个人卫生习惯，增强自我保健意识。

3. 去除易感因素

平时穿鞋不要过紧，保持手足清洁、干燥，避免甲外伤。

18 体癣患者需要忌口吗

体癣患者一般不需要忌口。如果口服或外用的药物有特别要求，需要根据具体情况避免进食某类食物。

19 灰指甲患者需要忌口吗

一般不需要忌口。如果口服或外用的药物有特别要求，需要根据情况避免进食某类食物。

20 头癣患者用盐水洗头有效果吗

没有，盐水不能杀灭真菌。

寄生虫性、蜇咬伤皮肤病

什么是疥疮

疥疮是如何传染的

疥疮会长在脸上吗

什么是虫咬皮炎

昆虫引起皮炎有哪些致病方式

……

基本常识

01 什么是疥疮

疥疮，由疥螨引起，以疥螨穿掘皮肤形成蜿蜒延长的丘疹隧道为特征的病变。其临床特点是夜间剧痒，有时还可见疥螨在表皮内穿凿的约数毫米长的线状隧道，可找到疥螨（图 3-1）。

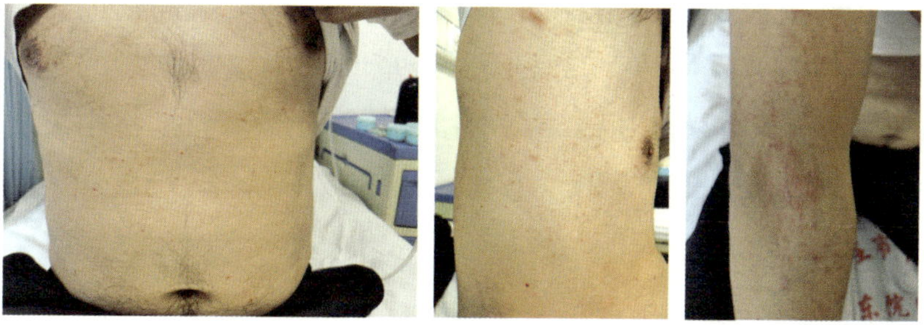

图 3-1　疥疮

注：躯干、四肢多发散在针尖大小丘疹、丘疱疹，搔抓导致表皮剥脱、结痂

02 疥疮是如何传染的

可通过直接接触或间接接触传染。

1. 直接接触

直接接触患者的皮肤，如握手、拥抱、同床睡觉、性接触等，均可感染疥疮。

2. 间接接触

疥螨离开人体后仍可短期存活，接触被污染的衣物、床上用品、毛巾等，也有被感染的风险。

03 疥疮会长在脸上吗

疥疮很少会出现在面部，但婴幼儿感染疥疮则可能会延及到面部。所以，成人治疗疥疮时外用硫黄软膏的范围为颈部以下所有皮肤，婴幼儿应包含面部，但是使用量应该适当减少。

04 什么是虫咬皮炎

虫咬皮炎可由螨虫、蚊、蠓、臭虫、跳蚤、蜂、蜱等昆虫叮咬或毒汁刺激引起。其共同特点是皮损处可见针尖大小咬痕，自觉瘙痒，瘙痒严重程度与昆虫种类、数量和患者的敏感性相关。

05 昆虫引起皮炎有哪些致病方式

许多昆虫都可以引起皮炎，常见的致病方式如下。

（1）叮咬：用锐利的空心口器刺入皮肤，然后把口器当作吸管吸吮人体血液，在吸血的同时将体内的毒液或唾液带入皮肤，从而引起各种皮肤损害和症状，这类昆虫常见的有蚊子、虱子、跳蚤、臭虫等。

（2）蜇伤：昆虫或节肢动物利用尾部的毒刺或蜇肢刺、蜇伤人体皮肤，将体内的毒素注入人体。蜜蜂、马蜂、蚂蚁、蝎子、蜈蚣、毒蜘蛛等都是采用这种方式。

（3）毒毛刺激：松毛虫、桑毛虫、茶毛虫、刺毛虫等各种毛虫是以虫体表面的毒毛或者刺毛刺伤皮肤后引起皮肤损害。

（4）直接侵入人体：节肢动物的幼虫或成虫可以在人体内寄生或临时寄生，如蝇蛆、疥螨等，隐翅虫飞落在皮肤上如被拍打致死，其体内的毒液也会引起皮炎。

诊断

01 如何诊断疥疮

根据接触传染史，以及皮肤柔嫩部位有丘疹、水疱及隧道，阴囊有瘙痒性结节，夜间瘙痒加剧等，不难诊断。皮肤镜和镜检找到疥螨或疥螨虫卵即可确诊（图 3–2）。

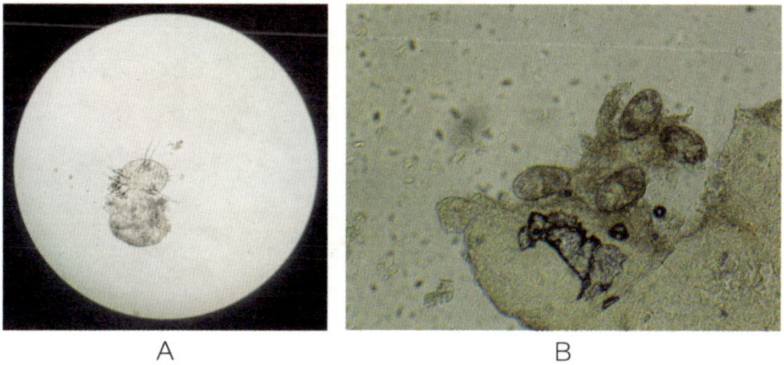

图 3–2 疥螨及疥螨虫卵

注：A. 疥螨；B. 疥螨虫卵

02 疥疮应与哪些疾病鉴别

1. 丘疹性荨麻疹

丘疹性荨麻疹可见散在性红色丘疹、丘疱疹或纺锤状风团，常有虫咬病史，夏秋季多见。

2. 寻常痒疹

寻常痒疹多发于四肢伸侧，以丘疹为主，无传染性。

3. 虱病

虱病主要发生在躯干、头皮或外阴部，无皮疹，常能发现虱体或卵。

4. 瘙痒症

瘙痒症无明显的原发损害，主要症状是瘙痒，常因搔抓引起血痂、抓痕或苔藓化，无传染性，无特殊多发部位。

03 蚊虫叮咬后会出现什么反应

被蚊虫叮咬后可毫无反应，或在皮肤上出现瘀点、风团、丘疹、瘀斑，自觉瘙痒。婴幼儿被叮咬后可发生血管性水肿，包皮、手背、面部等暴露部位易受累。严重者可发生即刻过敏反应、延迟过敏反应甚至全身反应。

04 如何诊断虫咬皮炎

昆虫叮咬与季节和个人生活环境密切相关，仔细询问患者是否有昆虫暴露史是诊断虫咬皮炎的重要线索，皮肤镜观察到被叮咬后的咬痕，是确定诊断的直接证据。

05 被蜂蜇后会出现哪些症状

蜂蜇后局部立即明显疼痛，或出现烧灼感及痒感，很快出现红肿，局部中央有一个瘀点，甚至形成水疱、大疱损害，偶可引起组织坏死。被多个蜂蜇伤时，会产生大面积肿胀，少数患者有恶心、呕吐、畏寒、发热等全身症状。由于组胺的作用可产生肿胀性红斑、风团、血管性水肿，严重者可能会发生过敏性休克。蜇伤后 7~14 天可发生迟发型过敏反应，如发热、荨麻疹、关节痛等。

治疗与预防调护

01 如何治疗疥疮

疥疮患者一旦确诊，应立即隔离，并对患者衣服和寝具进行彻底消毒。其伴侣及家庭成员需同时进行治疗，主要治疗手段包括口服、皮内注射及外用药物，药物治疗疥疮无效者还可考虑手术切除和液氮冷冻疗法。

一般通过规范使用硫黄软膏 1~2 个疗程（3 天为 1 个疗程）后，可有效杀灭疥螨，实现临床治愈。成人使用药膏时要涂抹到颈部以下的全身皮肤，且在用药的 3 天中应避免洗澡，3 天后洗澡换衣并更换床上用品。

此外，部分患者由于皮肤比较敏感，使用硫黄软膏治疗时可能会感觉较刺激，有部分男性患者在治愈后很长一段时间会残留疥疮结节，经后续调护一段时间后，通常可消退。

02 被蜂蜇以后如何处理

被蜂蜇以后，应立即检查有无毒刺折断于皮肤内，若发现毒刺则用镊子小心拔出，如有毒腺囊附着，可用刀尖挑出，不可使用镊子以免将毒汁挤入机体组织，使反应加重，然后涂擦碘伏消毒防止感染。若瘙痒时，局部应用炉甘石洗剂或糖皮质激素类制剂能暂时减轻瘙痒症状，剧烈红肿时可用复方硫酸铝溶液稀释后湿敷。曲安西龙混悬剂注射入肿痛的损害内可使症状迅速减轻，用稀释或未稀释的盐酸依米丁注射液经皮下注射于患处近侧端也有效果。内服药物包括抗组胺药及镇痛药，有全身症状时可应用糖皮质激素类药物，有过敏休克反应时可应用肾上腺素注射液等药物。

03 疥疮的预后如何

多数疥疮患者经过积极、有效的治疗，可以治愈。但如果没有遵医嘱按时用药，或治愈后仍不注意个人及环境卫生，可在短期内再次患病。

04 疥疮会自愈吗

不会自愈。疥疮是一种接触性传染病，应及时治疗，避免进一步传播。

05 如何预防疥疮

预防疥疮应避免和疥疮患者密切接触，也不要接触其生活用品，包括用过的床单、毛巾、衣服等。要养成良好的个人卫生习惯，勤洗澡，勤换衣，勤晒被褥。居住的房间要经常打扫、消毒。

06 得了疥疮后衣物怎么处理

疥疮患者所有的衣物都应该彻底消毒。患疥疮后，衣服的处理非常关键，疥疮因感染疥螨引起，疥螨除了寄生在人体表皮外，还会存在于患者使用过的物品上，包括内外衣服、床单、枕巾、毛巾等。过去常常将患者的衣物用开水煮沸几分钟（至少开水煮沸 5 分钟以后），将所有的疥螨（包括虫卵）都杀死。目前很多衣物都是化纤等材料，无法用沸水煮，则可用一些衣物除菌液、84 消毒液等杀死疥螨。对于上述两种方法都无法使用的衣物，可考虑将其暴晒一个星期，以达到杀死疥螨的目的。暴晒也无法实现的，可将物品用塑料袋密封 1 周，待疥螨饿死后清洗。

因为疥螨繁殖速度很快，所以疥疮患者及生活伴侣的衣服都应做好消毒，以免感染疥螨或虫卵。

07 乙醇可以杀灭疥螨吗

乙醇基本上不能杀死疥螨，应该通过煮沸、日晒、封包等方法杀灭疥螨。

08 蚊虫叮咬后怎么处理

①止痒，局部可外搽 1% 薄荷炉甘石洗剂或清凉油。

②皮损广泛者可口服抗组胺药物。

09 如何预防虫咬皮炎

①注意个人及环境卫生，勤换衣被。

②消灭生活环境中的臭虫、蚤、虱及其他昆虫。

③出现前驱症状如风团样损害时应及时用药，可减轻症状。

④不喝酒及吃刺激性食物。虫咬皮炎高发病季节少去郊外或公园活动。

⑤草席应清洗晒干后使用，可以减少隐藏在草席中的螨虫，减少虫咬皮炎的发生。

⑥注意室内卫生，使用蚊帐和蚊香驱蚊。室外活动时应做好防护，穿长袖衣服，适当喷洒驱蚊药物。

10 蚊虫叮咬后用蒜泥敷有效吗

蚊虫叮咬后用蒜泥敷，可以快速消肿止痒。肿和痒是蚊虫唾液里的毒素侵入皮肤后所引起的炎症反应，而大蒜有较强的消毒杀菌作用，使用时不需要敷太多，还可将蒜瓣切开，直接擦，效果很好。

11 蚊虫叮咬后用肥皂有效吗

有效。蚊虫叮咬时，其口器中会分泌出蚁酸。这种物质可引起肌肉酸痒，肥皂中含有高级脂肪酸的钠盐，这种高级脂肪酸的钠盐水解后为碱性。肥皂的碱性与蚁酸的酸性中和后可迅速消除痛痒。

过敏性皮肤病

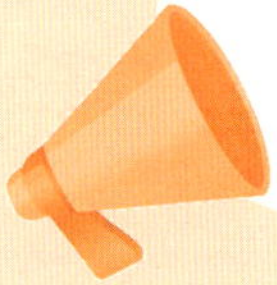

“饭疙瘩”是什么

荨麻疹有哪些病因

荨麻疹会传染吗

荨麻疹会遗传吗

哪些食物容易引起荨麻疹

……

基本常识

01 “饭疙瘩”是什么

荨麻疹俗称“饭疙瘩”，是小血管反应性扩张及渗透性增加所引起的变态反应。属于中医学“瘾疹”范畴。

临床特点是皮肤出现红色或白色风团，突然发作，发无定处，时隐时现，瘙痒无度，消退后不留任何痕迹，可发生于任何年龄、季节和部位（图 4-1）。

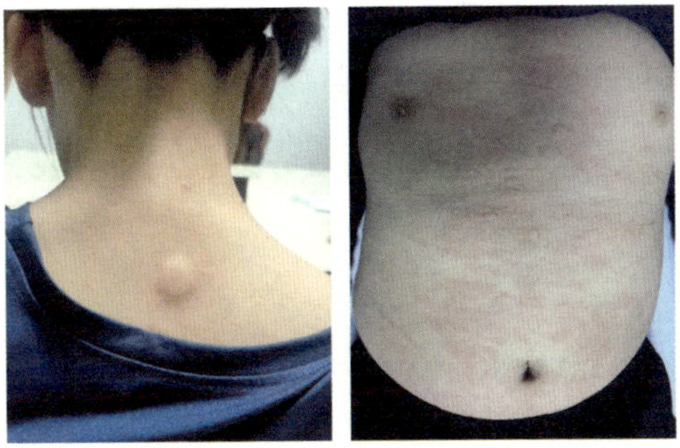

A　　　　　　　　B

图 4-1　荨麻疹

注：A. 肩背部有一个椭圆形肤色水肿性风团；B. 胸腹部有弥漫性大小不一的淡红色风团，形态不规则，融合成片

02 荨麻疹有哪些病因

中医学认为荨麻疹的发病多因禀赋不耐，风邪外袭，致使营卫失调所致。而西医学认为荨麻疹的病因非常复杂，约 3/4 的患者找不到原因，特别是慢性荨麻疹。常见原因主要有食物及食物添加剂、吸入物、感染、药物、机

械刺激、冷热、日光、昆虫叮咬、内分泌改变、遗传等。

03 荨麻疹会传染吗

荨麻疹是一种过敏性皮肤病，与患者的体质有关，不会传染。

04 荨麻疹会遗传吗

荨麻疹可能会遗传。荨麻疹与湿疹一样，与患者体质有关，过敏性疾病如荨麻疹、湿疹、过敏性鼻炎、哮喘等都有可能遗传。

05 哪些食物容易引起荨麻疹

容易引起荨麻疹的食物如下：海鲜类如鱼、虾、蟹、贝壳等；肉类食品如鸡肉、鸭肉、鹅肉、猪肉、牛肉、马肉、狗肉、兔肉等；蔬菜类有竹笋、蒜苗、菠菜、茄子、番茄等；水果类如柠檬、芒果、李子、杏子、草莓等；酒类有葡萄酒、黄酒、白酒等；另外还有鸡蛋、牛奶、巧克力、干酪等。防腐剂、调味品和色素中容易引起荨麻疹的有偶氮染剂，如食用柠檬黄、晚霞黄 FCF 等。

06 哪些药物能引起荨麻疹

能引起荨麻疹的常见药物如下：抗生素（青霉素、链霉素、庆大霉素、四环素、多西环素、红霉素、阿奇霉素、甲硝唑、咪康唑、氟胞嘧啶、灰黄霉素、阿昔洛韦、更昔洛韦、聚肌胞、乙胺丁醇、利福平、氨苯砜、沙利度胺、氯霉素、林可霉素、复方磺胺甲基异唑、万古霉素、两性霉素 B 等）、X 线造影剂、非甾体抗炎药（阿司匹林、对乙酰氨基酚、布洛芬、吲哚美辛等）及阿片类，其次有巴比妥类、胰岛素、西咪替丁及抗抑郁药，另外还有心血管药（如硝苯地平等）、钙通道阻滞药、血管紧张素转化酶抑制药、抗心律失常药（如奎尼丁、普鲁卡因胺等），还有少数研究报告提示甲氧苄啶及美司钠等也会引起荨麻疹。

07 什么是湿疹

湿疹，中医称之为湿疮，是一种因禀赋不耐，加之多种内外因素作用而引起的过敏性炎症性皮肤病。其临床特点为皮损形态多样，对称分布，剧烈瘙痒，有渗出倾向，反复发作，易成慢性等。

08 湿疹有哪些病因

湿疹病因目前尚不明确，可能与下列因素有关。

1. 内部因素

内部因素有慢性感染病灶（如慢性胆囊炎、扁桃体炎、肠寄生虫病等）、内分泌及代谢改变（如月经紊乱、妊娠等）、血液循环障碍（如小腿静脉曲张等）、神经精神因素、遗传因素等。遗传因素与个体易感性有关。

2. 外部因素

本病可由食物（如鱼、虾、牛、羊肉等）、吸入物（如花粉、屋尘螨等）、生活环境（如炎热、干燥等）、动物毛皮、各种化学物质（如化妆品、肥皂、合成纤维等）诱发或加重。

本病的发生与各种内、外部因素相互作用有关，少数患者可能由迟发型超敏反应介导。

09 湿疹会传染吗

湿疹是一种过敏性疾病，不具有传染性。

10 湿疹会遗传吗

湿疹可能会遗传。湿疹是一种过敏性皮肤病，患者的过敏体质可能来自于父母或祖辈。医生应仔细询问患者病史，询问患者的父母或祖父母是否有湿疹、过敏性鼻炎或荨麻疹等过敏史。

11 什么是特应性皮炎

特应性皮炎曾称“异位性皮炎”“遗传过敏性皮炎”，是一种与遗传、过敏因素有关的慢性炎症性皮肤病，临床表现为瘙痒、多形性皮损并伴有渗出倾向，常伴发哮喘、过敏性鼻炎。

12 特应性皮炎的发病与年龄有关系吗

有关系。特应性皮炎儿童发病率为 15%~30%，成人发病率为 2%~10%，特应性皮炎的发病率随年龄的增长而下降，病情也会逐渐减轻。

13 特应性皮炎发病的原因有哪些

1. 遗传因素

父母一方有特应性皮炎者，其子女出生后 3 个月内发生特应性皮炎的概率高于 25%，子女 2 岁以内发生特应性皮炎的概率高于 50%，如果父母双方均有特应性皮炎病史，其子女的发病率高达 79%。

2. 过敏原

过敏原主要包括食物过敏和吸入性过敏原。患儿发病年龄越早，病情越严重，与食物过敏的相关性越高，食物过敏以蛋、奶、鱼、贝类、花生和大豆多见，常发生于3岁以下的婴幼儿。4岁以上儿童对吸入性过敏原的敏感性增加，过敏原以尘螨和花粉多见。

3. 微生物

特应性皮炎患者皮肤屏障功能受损，皮肤微生态环境变化，天然免疫反应减弱，容易继发金黄色葡萄球菌、疱疹病毒、糠秕马拉色菌及各种真菌感染，这些微生物抗原及超抗原又可引发或加重皮肤超敏反应，导致特应性皮炎患者病情恶化。

4. 其他

生活环境（化学刺激物及空气污染）、生活方式（过度清洁）及精神心理压力（紧张、焦虑、抑郁等）与特应性皮炎的发病率有一定相关性。

诊断

01 荨麻疹有哪些临床症状

荨麻疹患者临床可见皮肤出现风团，大小和形态不一，发作时间不定，持续数分钟至数小时，少数患者可延长至数天后消退，不留痕迹，反复发作。部分患者可伴有恶心、呕吐、腹痛、腹泻，严重者还会伴有呼吸困难甚至窒息。

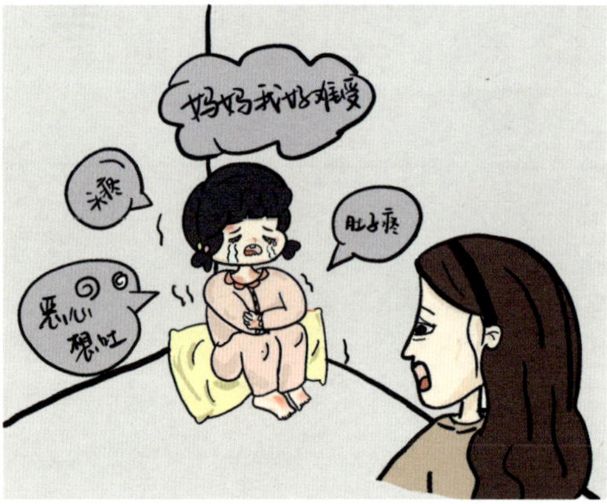

02 荨麻疹分为哪几类

根据病程可将荨麻疹分为急性荨麻疹和慢性荨麻疹。病程小于 6 周的，称为急性荨麻疹。若反复发作达每周至少两次并连续 6 周者称为慢性荨麻疹。除了上述普通型荨麻疹，还有特殊类型的荨麻疹，如皮肤划痕荨麻疹、胆碱能性荨麻疹、日光性荨麻疹等（图 4–2）。

另外，还有热性荨麻疹、运动性荨麻疹、震颤性荨麻疹、水源性荨麻疹、肾上腺素能性荨麻疹、电流性荨麻疹等更少见的荨麻疹类型。

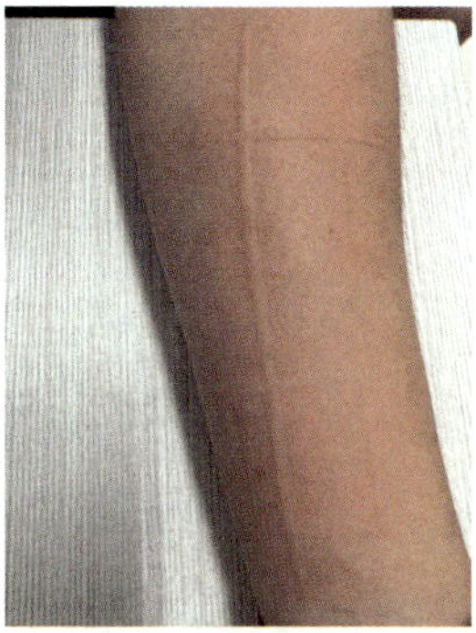

图 4-2 皮肤划痕荨麻疹

注：用钝棒划皮肤出现水肿性线状隆起

03 怎么评估荨麻疹病情

荨麻疹对患者的生活、工作、心理都会产生一定的影响，临床常用慢性荨麻疹生活质量问卷和患者生活质量评估问卷来评估荨麻疹对生活、工作、心理的影响程度。荨麻疹的活动度常用 7 日荨麻疹活动度评分以及血管性水肿活动度评分来评估。其中，7 日荨麻疹活动度评分主要对 1 周内每天发作的风团数目和瘙痒程度进行统计：风团数目分为无（0 个 /24 小时）、轻（＜ 20 个 /24 小时）、中（20~50 个 /24 小时）、重（＞ 50 个 /24 小时）4 个等级，分别记为 0~3 分；瘙痒程度分为无（无瘙痒）、轻（有瘙痒，不明显）、中（明显瘙痒，但尚不影响日常生活或睡眠）、重（严重瘙痒，不能忍受，严重困扰日常生活或睡眠）4 个等级，分别记为 0~3 分。每日评分记风团数目与瘙痒程度总分，范围为 0~6 分，1 周连续最高评分为 42 分，若 1 周评分小于 7 分，提示疾病得到了控制，若 1 周评分大于 28 分，则提示病情加重。评估治疗对疾病的控制程度常用荨麻疹控制程度测试表来衡量。

04 荨麻疹患者需要做哪些检查

荨麻疹患者通常不需要做过多的检查。一般情况下急性荨麻疹患者可通过检查血常规初步了解发病是否与感染相关。慢性荨麻疹患者如病情严重、病程较长或对常规剂量的抗组胺药治疗反应差时，可考虑行相关检查，如血常规、粪虫卵、肝肾功能、免疫球蛋白、红细胞沉降率、C反应蛋白、相关自身抗体等，以排除感染及风湿免疫性疾病等。必要时可行过敏原筛查、自体血清皮肤试验、幽门螺杆菌感染检测、甲状腺自身抗体测定和维生素D测定等，以尽可能找出发病因素。诱导性荨麻疹还可根据诱因不同，做划痕试验、光敏实验、冷热临界阈值等检测，对病情严重程度进行评估。IgE介导的食物变态反应提示机体对特定食物有敏感性，其结果对明确荨麻疹发病诱因有一定的参考价值。

05 湿疹有哪些临床表现

湿疹最大的特点是临床表现多形，不同时期的湿疹有不同的临床表现。急性期湿疹患者发展很快，表现为红斑、丘疹，伴有瘙痒，有时会有渗出、结痂等。慢性期或亚急性期湿疹患者表现为丘疹、结节、斑块，渗出不明显，皮肤增厚，呈苔藓样变（图4–3）。

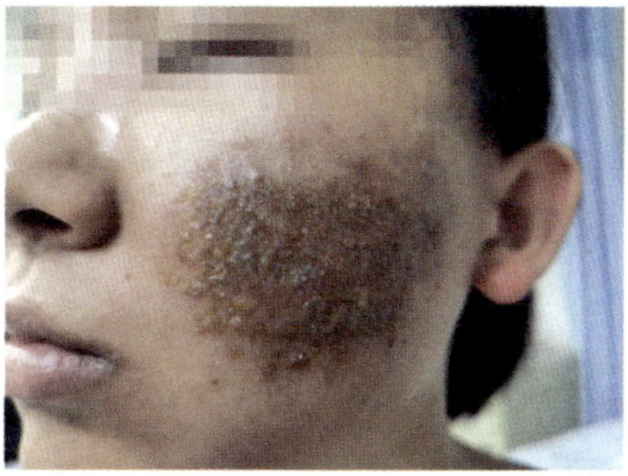
A

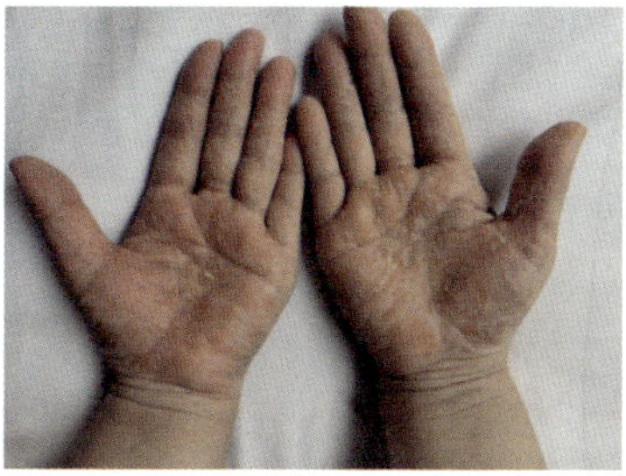
B

图 4-3 湿疹

注：A. 急性湿疹，面颊部有界限不清的红斑，红斑中有小丘疹和水疱，大量渗液，部分结成黄褐色痂；B. 手部慢性湿疹，两手有界限不清的红斑、鳞屑，皮肤角化、皲裂

06 湿疹患者为什么要做过敏原检查

湿疹容易反复发作，查找过敏原并避免接触过敏原可有效预防湿疹的反复发作，作为患者，应配合医生深入了解病史，包括年龄、职业、工作环境、月经情况、婚姻状况、生活习惯、精神因素等，寻找可能病因，若要确切地了解到过敏原是什么，需要做过敏原检查，寻找到确切的过敏原就可以避免接触，从而达到减少复发的目的。

07 特应性皮炎有哪些临床表现

特应性皮炎临床可见屈侧部位皮肤湿疹，如肘窝、腋窝、腘窝还有颈部严重且反复发作的湿疹，可伴有皮肤干燥、脱屑以及剧烈瘙痒。此外，特应性皮炎患者多为过敏性体质，对很多食物不耐受，伴有季节性的反复打喷嚏等咳嗽变异性哮喘等改变，还可反复出现眼睛发红、瘙痒等结膜炎表现。

08 特应性皮炎分为几期

1. 婴儿期

婴儿出生后2~3个月时，可见渗出型、干燥型或脂溢型婴儿湿疹，对称分布于婴儿面部，尤其多发于颊部等处，会引起剧痒（图4–4）。

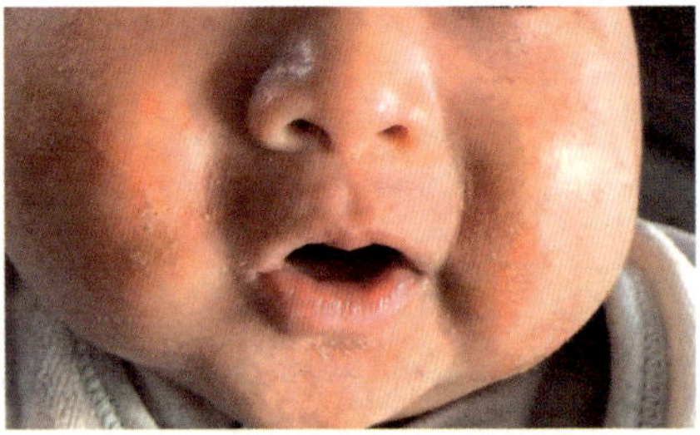

图 4–4　婴儿面部湿疹

2. 儿童期

多发于2~10岁，亚急性或慢性湿疹样损害常出现在肘部和膝部的屈侧，也可出现在面部及颈部等处，往往伴有哮喘等过敏性疾病。水疱、丘疹、丘疱疹及浸润性损害可成片发生，渗液往往不多，常伴有细薄鳞屑及苔藓样变，患者往往因剧痒而搔抓，若抓破皮肤可出现血痂。

3. 青年及成人期

在青少年时期，颈侧、肘部屈侧及腘部等处可有局限性红斑及丘疱疹，常伴有鳞屑、苔藓样变及色素沉着等慢性湿疹样表现。在成人时期，丘疹、鳞屑、结痂、色素沉着及苔藓样变损害可广泛分布，多见于四肢伸面，患者常因剧痒而搔抓，易出现血痂或继发性感染。

09 湿疹需要与哪些疾病鉴别

急性湿疹需要与接触性皮炎鉴别，接触性皮炎有明确的接触史，病变局限于接触部位，皮疹形态单一，易起大疱，境界清楚，病程短，去除病因后易治愈。慢性湿疹需与神经性皮炎鉴别，神经性皮炎多见于颈、肘伸侧和骶尾部，有典型苔藓样变，无多形性皮疹和渗出表现。手足部湿疹需与手足癣鉴别，手足癣皮损边界清楚，有红斑、丘疹、丘疱疹和脱屑等多形性皮损，夏季加重，常伴发指（趾）间糜烂，皮损内可找到菌丝。湿疹还应与有湿疹皮损的先天性疾病鉴别，如威斯科特－奥尔德里奇综合征、选择性 IgA 缺乏症等鉴别。

10 特应性皮炎的诊断标准是什么

目前国际上常用的特应性皮炎诊断标准为 Williams 标准：皮肤瘙痒（或父母诉患儿有搔抓或摩擦史）加上以下标准中的 3 项及以上即可确诊为特应性皮炎。①2 岁以前发病（4 岁以下儿童不适用）。②屈侧皮肤有受累病史（包括肘窝、腘窝、踝前、眼周或颈周）。③有全身皮肤干燥病史。④有其他过敏性疾病如哮喘、花粉过敏，或一级亲属中有过敏性疾病病史。⑤可见身体屈侧皮炎（4岁以下儿童包括颊部、前额和远端肢体湿疹）。

11 特应性皮炎有哪些并发症

特应性皮炎患者可伴发一系列皮肤特征性改变，包括干皮症、耳根裂纹、鱼鳞病、毛周角化症、皮肤感染倾向（特别是金黄色葡萄球菌和单纯疱疹）、非特异性手足皮炎、乳头湿疹、唇炎、复发性结膜炎、眶周黑晕、苍白脸、白色糠疹、颈前皱褶、白色划痕症等。

12 过敏原和食物不耐受，哪个对湿疹诊断意义更大

湿疹是一种病因复杂的变态反应性疾病，易反复发作，还可能一不小心就加重病情，若患者只想查过敏原，进入医院后发现还有食物不耐受，要如何取舍呢？湿疹主要是Ⅳ型变态反应参与（迟发型），也有Ⅰ型变态反应参与（速发型），Ⅰ型变态反应是由IgE介导的速发型反应，血清IgE升高是过敏性疾病最主要的特征。食物不耐受是一种复杂的变态反应性疾病，它是一种由IgG介导的迟发型反应。过敏原检查一般指IgG及特异性IgE检测。复发性湿疹患者有必要同时进行特异性IgE及食物不耐受检查，只有这样才能筛查出尽可能多的过敏原和致病因素，从而为本病的预防和治疗提供更加可靠的依据。

13 过敏原及食物不耐受阳性结果有何意义

过敏原及食物不耐受阳性结果提示会引起速发型变态反应或迟发型变态反应，荨麻疹、湿疹等过敏性疾病的病情会加重。

治疗与预防调护

01 如何治疗荨麻疹

在治疗上，最常用的西药为抗组胺药。第一代抗组胺药有苯海拉明、马来酸氯苯那敏片、赛庚啶等，具有嗜睡的不良反应，可以晚间服用；第二代抗组胺药嗜睡的不良反应较小，有氯雷他定、盐酸西替利嗪、依巴斯汀、咪唑斯汀等。急性荨麻疹患者还可使用类固醇激素等治疗。若患者对于上述药物治疗反应均不佳，可考虑使用生物制剂，如奥马珠单抗。

荨麻疹，尤其是慢性荨麻疹，中医辨证复杂，无一方可包治，临床应进行详细的辨证论治。

02 荨麻疹治不治无所谓吗

以前人们对皮肤病了解不多，认为皮肤病均是小毛病，不必重视，所以得了荨麻疹后尤其是慢性荨麻疹认为治不治无所谓，这是不正确的。荨麻疹不是小毛病，严重时同样可以造成呼吸道阻塞引起窒息，出现心慌、大汗、血压下降等过敏性休克表现。更重要的是慢性荨麻疹可能由其他严重的内科疾病引起，如系统性红斑狼疮、甲状腺功能亢进症、白血病、内脏肿瘤等。如果不及时就医，可能会延误病情，延误诊断，错过疾病的最佳治疗时期，造成严重的后果，引起不必要的损失。建议荨麻疹患者要及时、尽早地到综合性医院就诊。

03 荨麻疹有哪些临床表现

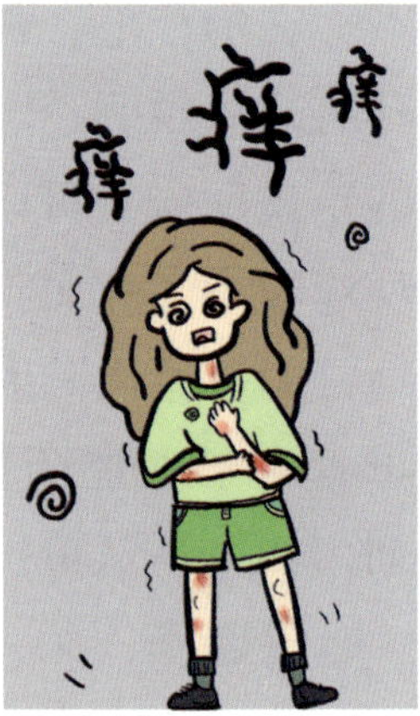

荨麻疹的发病特点是有瘙痒性风团，突然发生，迅速消退，不留任何痕迹，一般在24小时内自行消退，但可能反复发作，每日数次或数日一次，患者发病时奇痒难忍。荨麻疹可能引起腹痛，这是因为过敏会导致肠蠕动改变或痉挛，临床上称为胃肠型荨麻疹，以反复腹痛为主要表现，轻者腹部隐痛，重者绞痛剧烈，出现面色苍白、汗出肢凉、上吐下泻等表现。荨麻疹还可能引起窒息，如果风团水肿发生在呼吸道黏膜的喉头和支气管处，特别是喉头黏膜处水肿，容易阻塞气道，引起呼吸困难，甚至窒息。

04 荨麻疹治不好吗

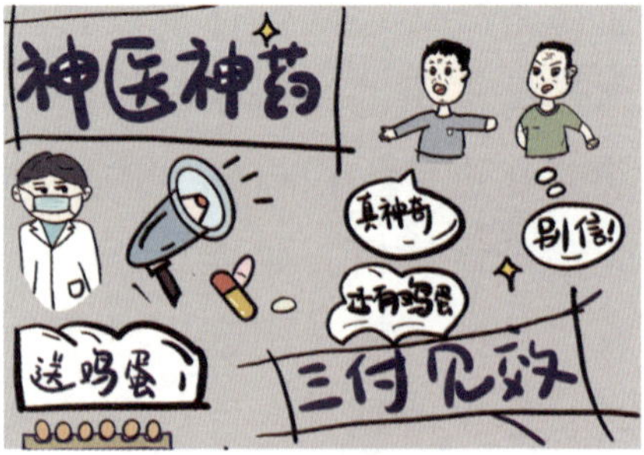

说荨麻疹治不好的人，要么是道听途说，要么是受传统思想“除根”的影响。事实上，急性荨麻疹是可以治好的，但慢性荨麻疹不易

痊愈是客观存在的，如果说慢性荨麻疹治不好则是不正确的。荨麻疹病因复杂，但目前已有有效的治疗方式，抗组胺药物对控制风团发生、消除瘙痒症状是非常有效的。

05 治疗荨麻疹有哪些外治法

1. 外洗

可选用祛风清热止痒中药煎水外洗皮损处。常用浮萍、荆芥、地肤子、白鲜皮、飞扬草、蛇床子、苦参、生姜皮等药物。

2. 外搽

可选用祛风止痒中药溶液或软膏外搽。常用 1% 薄荷三黄洗剂、炉甘石洗剂、丹皮酚软膏等。

06 治疗荨麻疹的中成药有哪些

选用治疗荨麻疹的中成药应遵循《中成药临床应用指导原则》，将辨病与辨证相结合，部分中成药无明确适应证型的可采用辨病用药。

1. 防风通圣丸（颗粒、散）

功效：解表通里，清热解毒。适应证：肠胃实热型荨麻疹。

2. 玉屏风散

功效：益气固表。适应证：气虚肌表不固型荨麻疹。

3. 肤痒颗粒

功效：祛风除湿止痒。适应证：风湿热邪引起的荨麻疹。

4. 皮敏消胶囊

功效：祛风除湿，清热解毒，凉血止痒。适应证：用于风热或风热夹湿型急慢性荨麻疹。

5. 乌蛇止痒丸

功效：祛风，燥湿，止痒。适应证：用于风湿热困型荨麻疹。

07 得了荨麻疹后能洗澡吗

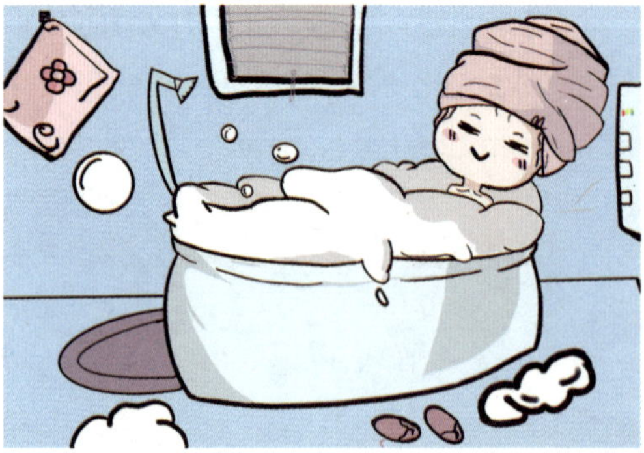

一般来说，得了荨麻疹后洗澡并不会有太大影响，但在洗澡过程中注意洗澡水温度不要太高，一般控制在42℃以下。有些患

者洗澡时喜欢较高的水温，通过高温来缓解皮肤瘙痒，但过高的水温会导致血管扩张，加速血液循环，反而会加重荨麻疹的症状。

此外，在洗澡期间尽量不要使用硫黄皂及其他碱性沐浴露，否则可能会刺激敏感皮肤，诱发过敏症状。另外在荨麻疹发作期间洗澡，应避免用力擦身，荨麻疹有一种类型称为皮肤划痕荨麻疹，如果用力抓挠，容易引起风团和瘙痒，加重病情。

08 得了湿疹后能洗澡吗

湿疹急性期，红斑渗出明显，应尽量避免洗澡，若患者处于慢性期，皮疹肥厚、干燥，通常可以洗澡。但应避免过度洗烫、搓洗或者使用刺激性洗涤用品，以免破坏皮肤屏障。

09 湿疹患者能吃海鲜吗

湿疹患者多是过敏体质，而海鲜中均含有特异的原肌球蛋白，这是一种热稳定性很好的过敏原，湿疹患者大多对虾过敏，因此，湿疹患者一旦摄入海鲜类食物，很容易诱发或加重湿疹，故湿疹患者是不可以吃海鲜的。湿疹患者饮食宜清淡，可以多吃一些富含维生素的新鲜水果及蔬菜。

10 湿疹患者能用激素治疗吗

激素具有良好的抗炎、抗过敏作用，特别是外用糖皮质激素，对于急性期的湿疹具有良好的效果，但面部慎用，也应避免长期使用。

11 不同时期的湿疹皮损选择哪种药物剂型

对于不同时期的湿疹皮损，药物剂型的选择需符合外用药的使用原则。急性期无渗液或渗出不多者可用糖皮质激素霜剂，渗出多者可用 3% 硼酸溶液或 0.1% 依沙吖啶溶液等冷湿敷，有消毒、抗炎、收敛的作用，渗出减少后可用糖皮质激素霜剂，与油剂交替使用；亚急性期可选用糖皮质激素乳剂、糊剂，为防止和控制继发性感染，可加用抗生素；慢性期可选用软膏、硬膏、涂膜剂；顽固局限性皮损可用糖皮质激素局部封包。

12 湿疹患者可以用保湿霜吗

有些患者湿疹反复发作，多次到医院就诊，有的医生说要保持局部干燥，有的医生说要保湿，到底哪个是正确的？湿疹是因为皮肤或周遭环境太“湿”造成的吗？真相并非如此，湿疹反复发作治不好，恰恰是因为太干造成的，皮肤干燥会导致皮肤屏障功能破坏，对外界的刺激更敏感，更容易对一些过敏原产生反应，出现炎症如湿疹，因此治疗湿疹要外用保湿霜，加强保湿效果来促进皮肤屏障修复，从而减少湿疹复发。当然，外用保湿霜需要避开湿疹急性期及亚急性期。

13 为什么有些湿疹患者在溶液湿敷后出现瘙痒等症状

湿疹在急性期及亚急性期有渗出时一般采取湿敷治疗，可以给予冷湿敷或热湿敷。在湿敷后出现瘙痒等症状加重时首先应考虑溶液中的成分，患者是否对溶液中的某些成分过敏，或溶液成分是否对皮肤过于刺激，另外，还要看湿敷方法是否正确，湿敷的纱布过于干燥可刺激皮损导致瘙痒加重，加重病情。及时纠正湿敷的方法可减少渗出，缓解病情。

14 怎样预防湿疹复发

湿疹属于变态反应性疾病，容易反复发作，对于已检测到过敏原的湿疹患者应避免再次接触过敏原，已检测到食物不耐受的患者应避免食用该食物。日常生活中应避免长时间泡热水澡，注意洗澡后使用保湿剂，禁酒限烟，忌食辛辣刺激的食物，避免熬夜。

15 湿疹患者有哪些注意事项

①尽量避免搔抓患处，不用热水、肥皂洗擦，对丝、毛过敏者，应避免使用丝、毛织品。

②患者应剪平指甲，不要用手搔抓，防止继发细菌感染。

③小腿部湿疹若渗出明显，应尽量抬高下肢，减少下肢下垂时间。

④大面积湿疹皮损患者，湿敷时要严格掌握时间及面积大小，以免药物吸收中毒。

16 如何治疗特应性皮炎

1. 抗组胺和抗炎药物

治疗特应性皮炎瘙痒明显或伴有睡眠障碍者，可选用第一代、第二代抗组胺药，以及白三烯受体拮抗剂及肥大细胞膜稳定剂等。

2. 抗感染药物

继发细菌或病毒感染时，使用抗细菌或抗病毒药物治疗。

3. 糖皮质激素

原则上尽量不用或少用此类药物，对于重度反复难治的特应性皮炎患者可给予糖皮质激素，一般足量使用 1~2 周，病情控制后，再使用 1~2 周后减停。

4. 免疫抑制剂

对常规疗法不易控制且反复发作的特应性皮炎患者，可酌情选用环孢素、硫唑嘌呤等，2~12 岁儿童慎用。

5. 辅助治疗

甘草酸制剂、钙剂及益生菌可作为辅助治疗。

6. 外用药物

外用糖皮质激素及钙调磷酸酶抑制药控制皮肤炎症反应，糖皮质激素是治疗特应性皮炎的一线用药，外用糖皮质激素联合钙调磷酸酶抑制药是特应性皮炎患者长期治疗的首选方案。

7. 紫外线治疗

紫外线是治疗特应性皮炎的有效疗法，治疗后注意使用润肤剂。6 岁以下儿童避免全身应用紫外线治疗。

17 特应性皮炎患者的一般护理和皮肤护理包括什么

1. 一般护理

婴幼儿提倡母乳喂养，建议少量添加辅食，逐渐增加，充分蒸煮食物，避免接触过敏原，衣物应略薄，使用纯棉质地宽松柔软的衣服，居室环境应凉爽、通风、清洁，勤换衣物和床单，不养宠物，不铺地毯，少养花草，尽量减少生活环境中的过敏原。

2. 皮肤护理

（1）沐浴：清洁皮肤，建议清水洗澡，如有必要可使用低敏无刺激的弱酸性洁肤用品。避免搓澡，以免破坏皮肤屏障。洗澡水温以 32~38℃为宜，每日 1 次或隔日 1 次，每次 10~15 分钟。

（2）使用润肤剂恢复和保护皮肤屏障功能，浴后 3 分钟内使用润肤剂效果最佳，每日 1~2 次。

18 特应性皮炎患者需要进行心理咨询吗

在一些重度特应性皮炎患者中，由于学习紧张、家庭关系不和睦等导致患者心理压力增大，会加重病情，在治疗这些患者时，可同时进行心理疏导，缓解病情。

19 特应性皮炎患者发病与饮食有关系吗

一般认为，食物过敏会引起荨麻疹样损害但很少诱发特应性皮炎，因此患者不要盲目地限制蛋白类食物的摄入，要饮食均衡，但患者对牛乳、鸡蛋及鱼虾等过敏时应避免食用。

20 荨麻疹患者如何调护

①切勿用手抓挠患处以免越抓越痒，可冷敷减轻瘙痒，也可用炉甘石洗剂或氧化锌洗剂清洗皮肤。

②注重营养均衡，不宜食用过多高蛋白质食物，少吃或不吃辛辣及海鲜类食物。

③注意卫生，家庭防螨很重要，避免接触花粉类物质，避免在树底、草丛等处活动。

④注意天气变化，做好保暖工作，以免引起寒冷性荨麻疹，荨麻疹患者应穿着宽松透气的衣物，以免对患处造成刺激。

⑤保证充足的睡眠，适当运动，增强机体抵抗力。

21 湿疹患者如何预防调摄

1. 健康教育

让患者了解湿疹的发病因素、发展规律和防治方法，以便积极配合治疗。

2. 饮食禁忌

慎食海鲜类食物，食用后注意观察有无不良反应，但无须盲目忌口。

3. 日常护理

避免过度烫洗，避免使用肥皂等刺激性物品。对于慢性湿疹，注意长期规范使用保湿润肤剂。

4. 精神调理

避免过度精神紧张及疲劳，切勿焦虑、忧郁。保持情绪稳定，生活要规律，注意劳逸结合。

22 穴位埋线可以治疗慢性荨麻疹吗

可以，慢性荨麻疹属于自身免疫和多种炎性介质参与的过敏性皮肤病，羊肠线作为一种异体蛋白被埋入穴位后，成为一种抗原，刺激机体产生相应的抗体，进而激发人体的免疫反应，治疗荨麻疹。

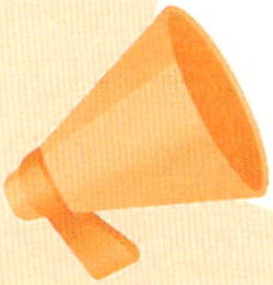

色素异常性皮肤病

什么是白癜风

白癜风是怎么引起的

白癜风的多发人群和常见部位是什么

白癜风患者的病程有什么特点

白癜风会遗传吗

……

基本常识

01 什么是白癜风

白癜风属于中医学“白驳风”的范畴，是一种常见的色素脱失性疾病，以患处皮肤、口腔黏膜和毛发色素脱失、变白为主要临床特征（图 5–1）。

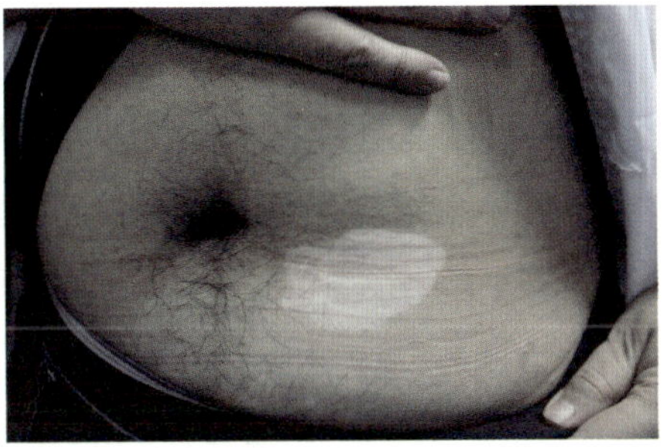

图 5–1　白癜风

注：腹部白斑，边界清晰

02 白癜风是怎么引起的

引起白癜风的原因目前尚不完全清楚。白癜风属于自身免疫性疾病，遗传及多种内外因素影响人体脏腑气血功能，直接或间接影响了人体内黑色素细胞的成活，导致黑色素颗粒分泌不足，引起白癜风。

03 白癜风的多发人群和常见部位是什么

白癜风为后天发生，无性别差异，任何年龄均可发病，以儿童及青壮年多见，约 50% 的患者在 30 岁以前发病。任何部位均可受累，暴露的易摩擦及褶皱部位常见，如颜面、颈部、手部、腕部、前臂伸侧、腹部及腰骶处等，口唇、阴部及肛门黏膜处亦可发病，头面部毛发部位也可见白发。

04 白癜风患者的病程有什么特点

本病病程不定。有的白癜风患者发展较快，新损害陆续出现。有的患者长期只有 1~2 片不变的白斑，或是在皮疹发展到一定程度后，自然停止发展，固定不动。少数患者的白斑可逐渐缩小，或是先在成片白斑中出现一些褐色斑点，之后这些色素斑点逐渐扩大融合，最后皮肤完全恢复正常。有 10%~15% 的患者可自然痊愈。

05 白癜风会遗传吗

白癜风患者可有家族史，但未发现明显的遗传规律。研究证明白癜风可能是多基因遗传病，具有不完全外显率。目前已发现多个与白癜风相关的基因位点，提示白癜风具有复杂的遗传异质性。

06 白癜风会传染吗

不传染。白癜风是由于局部皮肤黑色素代谢紊乱引起的脱色性改变，除了色素减退外，没有其他异常变化。白癜风会影响人的外观，但不会传染，任何与患者接触的行为都不会感染白癜风。因为传染病是由各种病原体引起的人与人、动物与动物、人与动物之间相互传播的疾病。而白癜风并不具备病原体，因此白癜风没有传染性。

07 得了白癜风后会引起肿瘤吗

白癜风是一种原发性脱色素性病变，肿瘤是细胞分裂过度旺盛，组织异常增殖的结果，两者的病理表现截然不同。因此，白癜风完全不同于肿瘤。但多发性骨髓瘤、霍奇金病、胸腺瘤等免疫系统的肿瘤可伴发白癜风，白癜风患者也可能存在一些免疫功能紊乱，甚至伴发免疫系统疾病，故而白癜风与免疫系统疾病有一定关系。

08 睡眠不好会引起白癜风吗

精神紧张、劳累、睡眠不好，这些都是诱发白癜风的因素。如有的人出国倒时差，近段时间睡眠不好，没多久就出现白癜风，还有的人睡眠障碍、睡眠质量不好，也会出现白癜风，可见睡眠不好可能会引起白癜风。

09 吸烟饮酒会引起白癜风吗

过量地吸烟饮酒可能会引起白癜风。有研究表明，烟草中含有尼古丁、焦油、多环芳烃、一氧化碳、重金属等多种有害物质，对人体多系统、多脏器均具有较强的毒性，吸烟可使血氧含量下降，降低免疫功能，还可使末梢小动脉痉挛从而加重黑色素细胞的损伤。酒也能造成微循环功能障碍，加重黑色素细胞的损伤，过量饮酒可导致人体多脏器损伤，如酒精性肝硬化、心血管系统损害、神经系统损伤等。因此，建议白癜风患者戒烟戒酒。

10 什么是“痦子”

“痦子”指的是医学上的“色素痣”，色素痣是由痣细胞组成的良性肿瘤，又名黑色素细胞痣、痣（图 5-2）。痣细胞通常要经过发展、成熟及衰老这几个阶段，伴随年龄

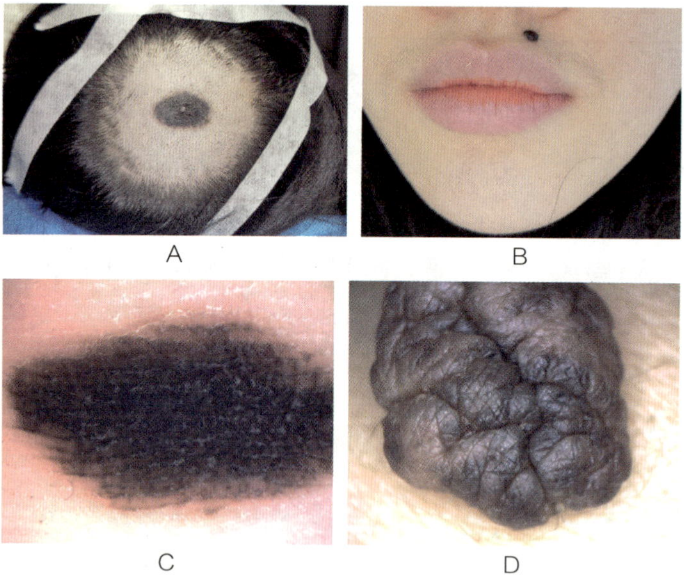

图 5-2 色素痣及皮肤镜下表现

A. 混合痣，头皮隆起性黑褐色良性肿瘤，有毛发穿过，边界清楚；B. 皮内痣，唇上黑褐色半球状隆起良性肿瘤，表面光滑，有发毛；C. 皮肤镜下为皮沟平行模式，交界痣可能性大；D. 皮肤镜下为外生性模式，可见半球形良性肿瘤，表面光滑，混合痣可能性大

的增长逐渐由表皮移入真皮，根据痣细胞在皮肤内位置的不同，可分为交界痣、混合痣及皮内痣三种类型。

11 哪些人群多发色素痣

色素痣常见，几乎人人都有，从婴儿到老年人都可发病，通常随年龄增长数目增加，往往在青春发育期明显增多。女性的痣比男性多，白人的痣比黑人的多。

12 色素痣是怎么形成的

色素痣是黑色素细胞增生所形成的良性肿瘤，属于发育畸形，是黑色素细胞由神经嵴到表皮的移行过程中，出现异常，造成黑色素细胞局部聚集而成。

13 出现色素痣时应注意什么

①当色素痣位于颜面等外露部位时常常影响美观，良性的色素痣也可能因受到慢性刺激、反复摩擦搔抓、不当挖除以及药物腐蚀而发生恶性变。

②交界痣恶性变时，局部常有轻度疼痛、灼热或刺痛，边缘处出现卫星小点，如突然增大、颜色加深、有炎症反应、破溃或出血时，应提高警惕。

③减少摩擦及外来因素损伤痣体（图 5-3）。

14 色素痣的预后如何

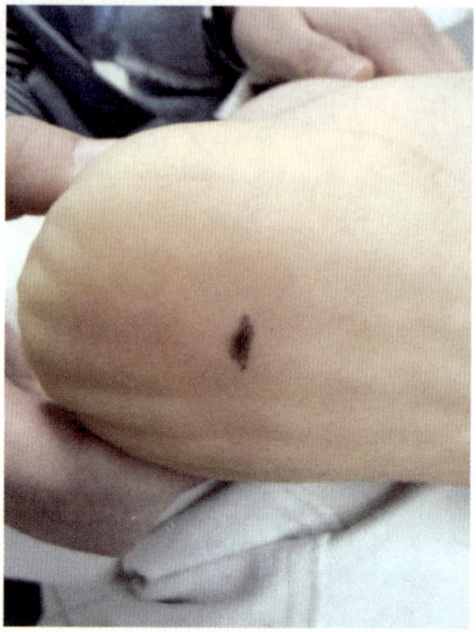

图 5-3 交界痣

注：淡褐色突起，扁平、光滑、无毛

色素痣往往在出生后发展，可在任何时期出现，可以逐渐扩大，到一定程度后往往不再改变。色素痣很常见，几乎每个人都有，只有少数色素痣会发生恶化，据统计，1/4~1/3 恶性黑色素瘤是由交界痣发展而成，多发于易受摩擦刺激的部位如足底、甲下等处，交界痣最易恶性变，应该注意。当色素痣突然迅速增大、变黑、结痂、出血、发炎、溃破，或痣旁出现一些较小的痣时，要提高警惕，防止恶性变。

15 色素痣的病程是怎样的

本病进展缓慢，多无自觉症状。其自然病程十分稳定，出现自然消退、明显增大及恶性变等情况均较罕见。

16 白癜风的发病率与季节有关系吗

白癜风的发病率与季节有一定的关系。有文献记载，本病春季发病率最高，夏季次之，秋季减慢，冬季最低。

许多患者常在春季或春末夏初时发病或加重，其主要原因与紫外线有关。一方面，春季气候干燥，紫外线穿透性强，到达地面的量较多；另一方面，经过冬季，人体对紫外线的适应性处在一个较低的水平，所以在春末夏初发生皮肤病的概率较高，同样白癜风的发病率也较高。在初春发病者，又常与春节期间饮食、作息、情绪波动有关。当然，不同季节的气温、气压、湿度等自然因素也会影响机体内环境，引起神经内分泌改变，导致白癜风发生。一些白癜风患者常诉手部白斑夏季加重，冬季减轻或消失，手部白斑夏季加重或复发现象，实际上是因为不同季节，白癜风周围正常皮肤色素深浅发生变化，从而引起白斑与正常肤色的色差发生了变化，形成的视觉误差。

17 过度日光暴晒会诱发白癜风吗

过度日光暴晒会导致黑色素细胞功能过度亢进，促使其耗损而早期衰退，黑色素生成过多，中间产物蓄积，造成黑色素细胞的损伤或死亡。晒伤不仅直接使黑色素细胞受损，同时也使表皮细胞受损，黑色素细胞与角质形成细胞接触不良，黑色素小体不能通过表皮通畅排泄，导致黑色素小体阻滞，继发黑色素细胞功能衰退，受损的角质形成细胞释放多种炎性因子，可直接损伤黑色素细胞，抑制黑色素的合成，变性或死亡的黑色素细胞作为抗原，进一步导致抗黑色素细胞抗体的产生，诱发免疫功能紊乱，引起白癜风。正因为如此，白癜风常发生在旅游、日光浴、晒伤后，且常出现在暴露部位及肤色较深的部位。当黑色素细胞加速合成黑色素的时候，容易使黑色素细胞自身遭受破坏。

18 白癜风的治疗效果与发病时间有关系吗

对于白癜风患者来说，发病时间越短，治疗效果越好，发病时间越长，治疗效果越差。白癜风病程长者，白斑部位的黑色素可能完全被破坏，单靠毛囊中、下部的无功能、无活性的黑色素细胞增生，治疗比较困难，若病情进展到毛发均变白，治疗就非常困难，甚至是无效的。因此，对于白癜风患者应早诊断、早治疗。

19 治疗白癜风的疗效标准是什么

1. 痊愈

白斑全部消退，恢复正常肤色。

2. 显效

白斑部分消退或缩小，恢复正常肤色的面积占皮损面积≥ 50%。

3. 有效

白斑部分消退或缩小，恢复正常肤色的面积占皮损面积≥ 10%。

4. 无效

白斑无变化或缩小，恢复正常肤色的面积占皮损面积＜ 10%。

20 药物如何导致药物性白斑

一些药物会诱发白斑，因使用药物而诱发的白斑称为药物性白斑，药物性白斑是一种继发性白斑。

（1）直接接触诱发：如发生于眼周的白斑常由于使用眼药水引起。

（2）光敏感作用诱发：如服用降血糖、降压、利尿、磺胺类、噻嗪类、氯噻嗪类、甲苯磺丁脲、格列本脲等药，这些药物含有磺胺基成分，都具有光敏感作用。

（3）含巯基的药物：如胱氨酸、半胱氨酸、二巯丙醇与青霉胺等，通过与酪氨酸酶竞争铜离子使酪氨酸酶活性降低或失活，从而干扰了黑色素细胞的正常代谢，阻止了黑色素形成，诱发白斑。

（4）久服或常用硫脲、硫脲嘧啶、甲状腺素、去甲肾上腺素等药物也在一定程度上会影响黑色素的合成代谢从而诱发白斑。

诊断

01 早期白癜风有什么特征

①多无痒感，即使有也极轻微。

②脱色白斑数目少，一般仅 1~2 片，且大多出现在暴露部位的皮肤上。

③除色素脱失外，脱色白斑处的皮肤与周围皮肤一样，没有炎症、脱屑、萎缩等变化。

02 白癜风有哪些临床症状

白癜风初期皮损面积为指甲至硬币大小，近圆形、椭圆形或不规则形的色素脱失斑，边界多明显。少数患者白斑中混有毛囊性点状色素斑，可以增多、扩大并相互融合形成岛屿状。皮损区毛发亦可失去色素完全变白。白斑除色素脱失外，没有萎缩或脱屑等变化，多对称分布，一般无自觉症状。

在进展期，白斑向正常皮肤移行，有时压力、摩擦、烧伤、外伤后也可继发白癜风。全身各处皮肤均可发生，多发于易受摩擦及阳光照射的暴露部位及褶皱部位，掌跖、黏膜及视网膜也可累及。

03 什么是边缘隆起性白斑

临床上可见一些患者新发白斑，在脱色不明显的白斑边缘有一环状或半环状稍稍隆起的暗红色晕轮。这种边缘隆起性白斑是早期白癜风的一种特殊表现。这种晕轮是炎症性的，可持续数周，一旦晕轮消失，脱色将更加明显，因此应提高对这种白斑的认识，争取早诊断，及时治疗。

04 什么是晕痣

晕痣是指围绕色素痣的局限性色素减退，痣本身也可褪色，临床症见晕痣中央痣消失后，其白晕扩大，随之身体其他部位陆续出现新的白斑，大多学者认为晕痣是白癜风的一种类型，应予以重视。

05 白癜风怎么分型

根据2012年白癜风全球问题共识大会及专家讨论，将白癜风分为节段型、寻常型、混合型及未定类型4种。

1. 节段型

通常指沿某一皮神经节段分布（完全或部分匹配皮肤节段）的单侧不对称白癜风。少数患者会双侧多节段分布。

2. 寻常型

寻常型白癜风包括散发型、泛发型、面颈型、肢端型和黏膜型。散发型指白斑≥2片，面积1~3级；泛发型指白斑面积 4 级（> 50% 体表面积）。面颈型、肢端型、黏膜型可能发展为泛发型。

3. 混合型

混合型白癜风指节段型与非节段型白癜风并存。

4. 未定类型

未定类型白癜风指单片皮损，面积为 1 级，就诊时尚不能确定为节段型还是非节段型。

06 白癜风如何评级

手掌面积约为体表面积 1%。1 级为轻度，白斑< 1% 体表面积；2 级为中度，白斑占 1%~5% 体表面积；3 级为中重度，白斑占 6%~50% 体表面积；4 级为重度，白斑> 50% 体表面积。对于白斑面积< 1% 体表面积的皮损，可参考手掌指节单位评定，1 个手掌面积分为 32 个指节单位，掌心面积为 18 个指节约占 0.54%，1 个指节约占 0.03%。白斑面积也可按白癜风面积评分指数来评判，还可借助白癜风严重程度评分系统在线评分或者进行图表比对判定。

07 怎样判定白癜风的进展期和稳定期

1. 进展期

参考白癜风疾病活动度评分、临床特征、同形反应、伍德光检查结果。

（1）白癜风疾病活动度评分：近6周内出现新皮损或原皮损扩大计“4分”，近3个月出现新皮损或原皮损扩大计“3分”，近6个月出现新皮损或原皮损扩大计“2分”，近1年出现新皮损或原皮损扩大计“1分”，至少稳定1年计“0分”，至少稳定1年且有自发色素再生计“–1分”。白癜风疾病活动度评分总分＞1分即为进展期，≥4分为快速进展期。

（2）临床特征：出现皮损边缘模糊、炎性白癜风（包括瘙痒、红斑等）、五色白癜风、纸屑样白斑、色素减退斑等临床表现时可判定为进展期白癜风。

（3）同形反应：皮肤损伤部位1年内出现白斑，损伤可以是物理性（创伤、切割伤、抓伤、机械摩擦、持久压迫、热烧伤、冷冻伤）、化学性、过敏性（变应性接触性皮炎）、炎症性皮肤病、刺激性反应（接种疫苗、纹身等）等可判定为进展期白癜风。

（4）伍德光：若显示皮损颜色呈灰白色，边界欠清，伍德光下皮损面积＞目测面积，提示为进展期。

上述白癜风疾病活动度评分、临床特征、同形反应、伍德光检查结果中符合任何 1 条即可考虑病情进展。

2. 稳定期

（1）白癜风疾病活动度评分：白癜风疾病活动度评分积分为 0 分。

（2）临床特征：白斑呈瓷白色，边缘清晰或色素沉着。

（3）无同形反应（≥ 1 年）。

（4）伍德光：皮损颜色呈白色，边界清晰，伍德光下皮损面积≤目测面积。

符合以上条件提示为稳定期。可同时参考激光共聚焦扫描显微镜和皮肤镜图像改变，辅助诊断。

08 怎样区分完全性白斑与不完全性白斑

1. 完全性白斑

白斑为纯白色或瓷白色，白斑中没有色素再生现象，白斑组织内黑色素细胞消失，对二羟苯丙氨酸反应阴性。

2. 不完全性白斑

白斑脱色不完全，白斑中可见色素点，白斑组织内黑色素细胞数目减少，对二羟苯丙氨酸反应阳性。

09 怎样区分白癜风与脱色斑

有些患者突然发现皮肤有一块变白，就怀疑自己得了白癜风，这可能是白癜风，也可能是其他褪色性疾病，要注意区别。那么，下面我们就来聊聊白癜风与脱色斑有何区别。

白癜风的基本特征是皮肤脱色变白，发病多很突然，自觉无任何不适，脱色大都彻底，而像雪片、牛乳、瓷器一样白，脱色不彻底的，十有八九不是白癜风（图 5–4）。

脱色斑的大小、多少、形状、分布都很不一致，小的一点，大的一片。多发于面部、手背，还有在衣服掩盖的地方，如外阴部。

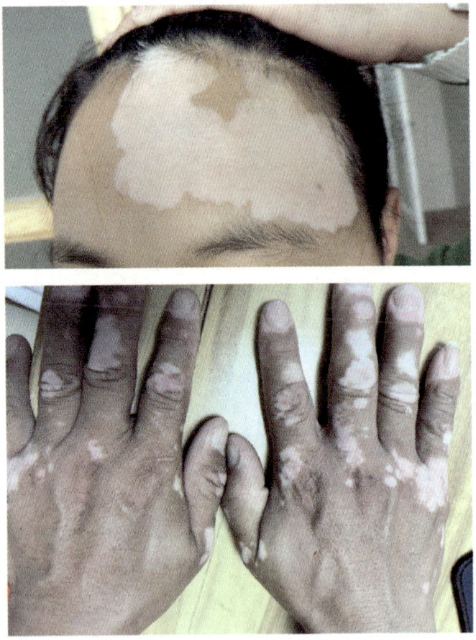

图 5–4 面部及双手白癜风

白癜风虽可多发，甚至可能会占有相当大的躯体面积，但不会是全身性。全身都白是另一种疾病。经过治疗的白癜风患者可“白里透红”或白色斑块上有一些黑点，这象征着色素再生有望。

白癜风的排列，多半杂乱无章，但有的白斑可沿皮神经节段分布或顺肢体长轴排成条带形，白癜风若长在毛发部，则该处毛发多变白。

10 白癜风应与哪些疾病鉴别

1. 白化病

脱色很彻底并遍及全身，白茫茫一片，毛发全白，眼虹膜消失呈蓝色，对光高度敏感，本病有遗传性，治疗无效。

2. 花斑癣后遗白斑

色素脱失不彻底，呈浅褐色或灰褐色，边界不清，主要见于胸背部。

3. 炎症后色素脱失

多见于银屑病及神经性皮炎等慢性炎症性皮肤病，色素脱失不彻底，有原发病史或未治愈的典型原发病皮疹。

4. 外伤性白斑

外伤性白斑包括烧伤、烫伤、植皮术后色素脱失，色素脱失完全或不完全，脱色完全者要靠病史鉴别。

5. 色素减少病

色素减少病有贫血痣、无色素性痣等，需专业医师鉴别。

11 白癜风患者应进行哪些实验室检查

临床诊断为白癜风的患者可进一步检测抗甲状腺球蛋白抗体等相关抗体，对可能有自身免疫性疾病的患者，应进行相应的自身抗体检测。

12 色素痣有什么组织病理学表现

1. 交界痣

局限的痣细胞巢位于真、表皮交界处。

2. 皮内痣

痣细胞巢位于真皮内，巢中可见多核痣细胞。

3. 混合痣

痣细胞巢见于真、表皮交界处和真皮上部，真皮处痣细胞呈立方形，此交界处痣细胞小且含有较少色素。

13 色素痣应与哪些疾病鉴别

1. 雀斑

面部、手背、颈及肩部暴露部位出现针头至米粒大小的淡褐色或黄褐色斑疹，对称分布。组织病理学检查可见表皮基底层色素增多，但黑色素细胞数目并不增加。

2. 单纯性雀斑样痣

散在分布的棕色针尖至粟粒大小的斑疹，不限于体表部位，组织病理学检查可见基底层内黑色素细胞增多，基底细胞内黑色素增加（图 5-5）。

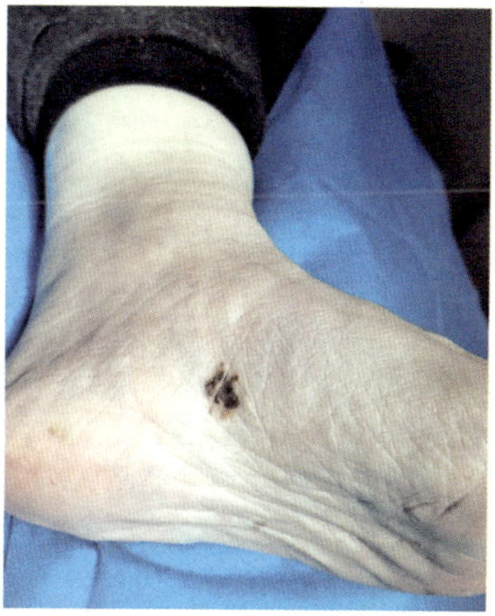

图 5-5 单纯性雀斑样痣

注：足跖部见黑褐色斑片，边界清楚，表面光滑

3. 恶性黑色素瘤

常不对称，边界不清楚，边缘不光滑，色泽不均匀，发展迅速，易破溃、出血，可形成不规则瘢痕，组织病理学检查提示生长结构不规则，表皮受累明显，细胞异型、核分裂象多见，间质反应明显，有时可见浆细胞。

治疗与预防调护

01 白癜风能治愈吗

多数白癜风患者能够获得临床治愈。但部分患者因为皮损面积较大、配合程度较低等原因，导致疾病治疗效果不佳。目前认为，白癜风的所有皮损很难完全消失。若患者经治疗后，皮损逐渐缩小，皮肤颜色接近正常，则视为达到临床治愈。

02 如何治疗白癜风

白癜风的治疗方法很多，需要根据患者的年龄、病变部位、病情分期和分型等因素综合考虑。

①对于稳定期、皮损范围较小的白癜风，可以考虑火针、外用药物、激光治疗。

②对于快速进展期的白癜风，可以给予系统用药联合物理治疗。

③对于顽固性、小面积的白癜风，可以考虑表皮移植。如果为面部久治不愈的皮损，可采用遮盖疗法。如果皮损累及全身，可采用脱色疗法，即反其道行之，让正常皮肤变白。

03 白癜风患者可选用哪些中成药

白癜风患者可选用白癜风胶囊、白蚀丸、白驳丸、白灵片等中成药，需在医生指导下服用。

04 如何治疗儿童白癜风

小于 2 岁的儿童可外用中效激素治疗，采用间歇外用疗法较为安全，大于 2 岁的儿童可外用中效或强效激素。他克莫司软膏及吡美莫司乳膏可用于治疗儿童白癜风。维生素 D_3 衍生物也可治疗儿童白癜风。儿童白癜风快速进展期可口服小剂量激素治疗，推荐口服泼尼松每天 5~10mg，连用 2~3 周，如有必要，可以在 4~6 周后再重复治疗 1 次。儿童白癜风可根据需要选择激光治疗。

05 自体表皮移植术是怎样治疗白癜风的

白癜风患者可以进行自体表皮移植术治疗白癜风，治疗的总有效率可以达到 50%~90%。

人的皮肤从外到内由表皮、真皮、皮下组织三层组成，决定人体肤色的是表皮中黑色素的含量，而黑色素是由位于表皮基底层的黑色素细胞产生的。当某种致病因素使得表皮中的黑色素细胞被破坏或功能障碍不能产生黑色素时，表皮内的黑色素含量就会减少甚至消失，从而形成了肉眼可见的白斑。

白癜风的白斑可分为完全性白斑和不完全性白斑。完全性白斑中已经没有黑色素细胞，通常呈纯白色或瓷白色，白斑中毛发也变白或大部分变白，与周围正常皮肤界限清楚；不完全性白斑中还有少数残余的黑色素细胞，通常颜色略深，白斑中毛发未变白或大部分未变白，与周围正常皮肤界限不清楚。这两者之间并没有严格的界限，因此在临床上很难判断。不完全性白斑通过光疗、药物等治疗恢复的可能性较大，而完全性白斑则对这些常规治疗反应较差，可采用表皮移植的方法直接作用于完全性白斑区，使患处皮肤正常。

那么，什么是自体表皮移植术？自体表皮移植，就是分离、去除皮肤病变处的表皮皮损后，将外观正常的自体表皮移植到该部位的治疗方法，使正常表皮中的黑色素在白斑处增生，恢复正常表皮，达到治疗的目的（图 5-6）。

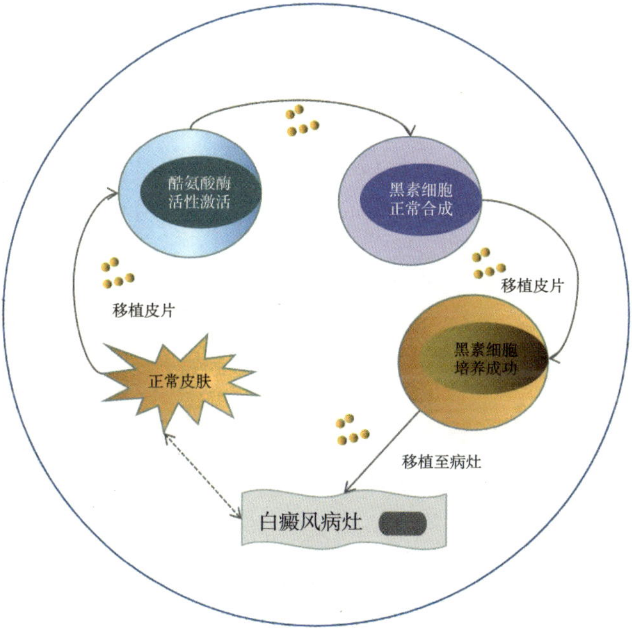

图 5-6　自体表皮移植术流程示意图

自体表皮移植术采用多孔吸盘置于白癜风患者皮损处和供皮区（一般选择患者腹部、大腿内侧正常皮肤），同时以30~60kPa的负压吸引发疱，使表皮与真皮分离。水疱产生后，去除白斑处水疱表皮，取供皮区的水疱表皮平铺于白斑区表皮裸露面，加压包扎。2周后移植表皮成活，即有色素生成，4周后黑色素加深扩大，3~6个月色素扩大至最大限度。某些特殊部位的白斑，如鼻、额、口周及关节等不平坦部位，吸盘很难吸住，可采用磨削术，将表皮磨去，再将正常的表皮移植在上面。自体表皮移植术治疗白癜风的成功率较高，疗效满意。

06 哪些白癜风患者可以应用自体表皮移植术

①稳定期白癜风（半年内白斑无变化）。

②颜面、手背、足背、躯干、四肢（除头皮、生殖器）部位白癜风。

③对光疗和药物治疗效果欠佳者。

④不愿使用药物或无法定时进行光疗者。

07 自体表皮移植术治疗白癜风有什么不良反应

1. 白斑未恢复

自体表皮移植术治疗白癜风失败的概率较低。即使失败，也不影响表皮变化，依然可以口服、外用药物，或者继续进行光疗。

2. 浅表瘢痕

如果白癜风患者是瘢痕体质，在胸背部的表皮移植可能会出现浅表瘢痕。

08 白斑恢复正常后还需治疗吗

白斑完全恢复正常或者达到患者预期目标后，仍需要维持治疗 3~6 个月。局部外用钙调磷酸酶抑制剂，每周 2 次，持续使用 3~6 个月，可有效预防复发或脱色现象。也可在光疗达到最大限度复色后改用维持治疗，第 1 个月每周 2 次，第 2 个月减少为每周 1 次，并在第 3 个月、第 4 个月进一步减少为隔周 1 次。

09 治疗白癜风需注意什么

无论用哪种方法治疗白癜风，都需要注意如下要点。①不论药物刺激还是光刺激，都不能过度。②治疗不可过头，要经常留意白斑和健康皮肤的对比度。③重金属疗法可能有较严重的不良反应，有的患者甚至在停止治疗多年后出现，须提高警惕。④要根据白斑部位和皮肤类型灵活调整治疗方案。

10 色素痣需要治疗吗

色素痣除美容需要外，一般无需治疗，发生在掌、跖、腰围、腋窝、腹股沟、肩部等易摩擦受损部位的色素痣应密切观察，对于一些边缘不规则、颜色不均匀、直径超过 1.5cm 的色素痣应注意观察，一旦发现色素痣迅速扩展、部分高起、破溃、出血时应及时切除。色素痣皮损较大者，切除后植皮。

11 激光是怎样治疗色素痣的

激光是利用选择性光热效应直接穿透皮肤到达治疗部位，从而达到治疗效果。目前常见的有二氧化碳激光、Q 开关掺钕钇铝石榴石激光、Q 开关掺铒钇铝石榴石激光、Q 开关红宝石激光、Q 开关翠绿宝石激光以及点阵激光等。有研究表明，超脉冲二氧化碳点阵激光联合 Q 开关掺钕钇铝石榴石激光治疗色素痣效果较好。

12 冷冻是怎样治疗色素痣的

冷冻是利用低温使细胞内外形成冰晶，导致细胞机械损伤、脱水、皱缩和中毒，使细胞 pH 降低，化学反应加速和脂蛋白变形，之后缓慢复温会导致细胞再次结晶使细胞膜破裂，从而达到治疗目的。每个色素痣用液态氮（沸

点 –196℃）按压 3~5 秒，消融 10~15 秒，反复 3 个冻融周期，间隔 5 分钟后观察色素痣周围组织，待出现轻度红肿即可。

13 电烧伤是怎样治疗色素痣的

电烧伤是利用高温使病变组织炭化凝固，从而达到治疗目的。治疗时根据色素痣大小调节治疗仪频率，一般控制在 3000~5000kHz，由浅入深，直至肉眼观察黑色炭化物组织完全被清除为止。

14 怎样预防白癜风

①少食含有维生素 C 的果蔬，如橙子、猕猴桃、番茄等。

②忌恼怒，避免精神紧张。

③避免外伤，以免造成外伤性白癜风。

④适当日光浴，有助于预防白癜风。

⑤解除心理障碍，树立信心，坚持治疗。

15 为什么白癜风患者应少摄入维生素 C

维生素 C 常用于治疗多种疾病，但维生素 C 能使已形成的多巴醌还原成多巴，从而中断了黑色素的生物合成。另外，维生素 C 既会影响肠道吸收铜离子，又能降低血清铜氧化酶活性，从而影响酪氨酸酶活性，导致其无法氧化分解黑色素细胞所需要的营养，则黑色素细胞不能正常分泌黑色素，对白癜风患者病情不利。因此，白癜风患者应避免食用维生素 C，同时也应少吃含有维生素 C 的蔬果。

16 白癜风患者应使用哪种餐具

铜离子在黑色素合成中扮演着重要角色。一部分白癜风患者血液和白斑组织中铜离子或铜蓝蛋白含量明显低于正常人。铜离子含量减少将直接影响酪氨酸酶的活性，酪氨酸酶活性降低会导致黑色素合成减少，从而使皮肤变白。

因此，白癜风患者在日常生活中可使用铜勺、铜壶、铜碗等餐具，从中补充一些铜离子，但是一定要在医生指导下服用一些含铜离子的药物，使用铜器餐具对治疗本病有一定的辅助作用。

17 白癜风患者可以染发吗

建议白癜风患者尽量避免染发，因为染发剂中含有的苯酚及其衍生物会促进白斑发展，加重白癜风病情。一些临时性的染发颜料因为不含有苯酚及其衍生物，可以使用。如有问题，请咨询专业皮肤科医生。

18 白癜风患者可以游泳吗

可以。游泳可增强体质、放松心情，室外游泳又可以使人体接收到更多的阳光照射，因而对于白癜风患者来说游泳可以起到强身治病的作用。不少患者经过一段时间游泳，白斑明显缩小了。但游泳时应注意以下几点。①避免阳光暴晒，必要时涂抹防晒产品。②不要过度消耗体力。③注意安全。

19 白癜风患者选用哪些护肤品

白癜风患者面部出现皮损时要注意选择温和的护肤用品，含有植物成分的化妆水、面霜、面膜可以软化角质层，达到收敛、保湿的作用，可以改善苍白、暗沉的肤色。

损容性皮肤病

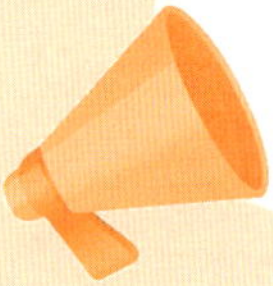

什么是黄褐斑

黄褐斑有什么特点

黄褐斑有哪些发病原因

只有女性才会得黄褐斑吗

使用化妆品会得黄褐斑吗

……

基本常识

01 什么是黄褐斑

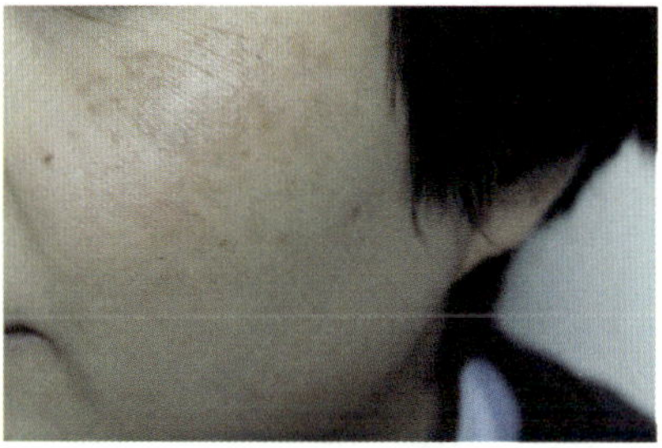

图 6-1 黄褐斑

注：面颊部见淡褐色斑

黄褐斑是发生于面部淡褐色或褐色的原因不明的色素沉着斑，多发生于频繁暴露在紫外线下肤色较深的女性面部，属于损容性皮肤病，已成为当代女性的一大困扰。其特点是面部发生淡褐色或褐色斑片，往往对称分布，呈蝴蝶状。中医称本病为“黧黑斑”，民间俗称“妊娠斑”“蝴蝶斑”（图 6-1），具有普遍性、易复发、迁延难愈的特点。

02 黄褐斑有什么特点

①本病多发于中青年，女性多见，特别是妊娠期、产后和口服避孕药的妇女，亦可见于非妊娠期、停经及不用避孕药的患者，还可见于男性。

②皮损对称分布在面部，尤以颧部、前额部明显，也可见于眼眶周围、颊、鼻和口周，对称分布，呈蝴蝶状，为淡褐色或褐色大小不等的斑片。

③皮损无炎症，一般无自觉症状和全身不适。

④少数患者伴有慢性疾病，如结核、慢性酒精中毒、

肝病等。艾滋病患者也可能有类似的色素沉着。应用苯妥英钠的患者有时可发生黄褐斑。

03 黄褐斑有哪些发病原因

中医学认为黄褐斑多与肝、脾、肾三脏关系密切，气血不能上荣于面为黄褐斑的主要病机。长期日晒、精神紧张、睡眠不足等，都可能会导致黄褐斑。

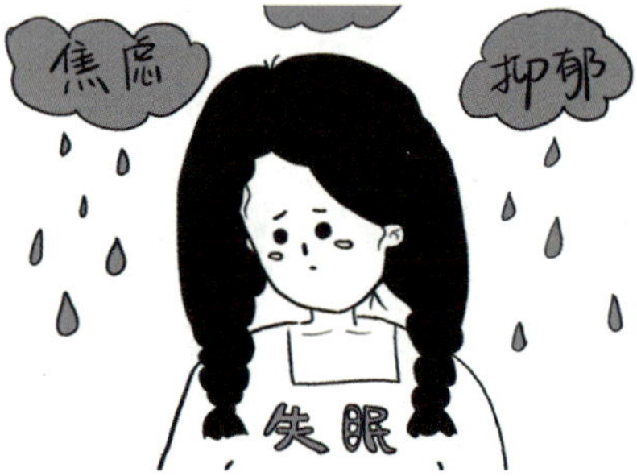

西医学认为多种原因均可导致黄褐斑，如紫外线照射、化妆品、妊娠、内分泌紊乱、种族、遗传等。妊娠期雌、孕激素作用使色素生成增加，又称妊娠斑。黑色素代谢障碍、表皮屏障功能受损、炎症反应、血流淤积是本病发生的主要机制。

04 只有女性才会得黄褐斑吗

黄褐斑是一种常见的色素沉着性疾病，虽然多见于女性，但男性脸上也会长黄褐斑，男女发病率大概为 1∶9，因为男性对美的需求及在意程度小于女性，所以常常被大众忽略。

05 使用化妆品会得黄褐斑吗

多种因素都可能导致黄褐斑的发生，目前研究提示皮肤屏障受损可诱发黄褐斑。部分化妆品中含有角质剥脱剂和激素等成分，长期应用不当或过度使用各种嫩肤、焕肤、美白系列化妆品会造成皮肤损伤，皮肤屏障破坏导致角质层水分减少，角质形成细胞不能及时均匀地将黑色素转移，从而使黑色素沉着，诱发黄褐斑。

06 出现“蝴蝶斑”代表肝脏有病吗

不一定。“蝴蝶斑”又被称为“黄褐斑”“肝斑”，肝病患者面部常出现黄褐色色素沉着性斑片，然而出现“蝴蝶斑”并不能说明肝脏有病。黄褐斑的形成有多种病因，如内分泌紊乱、日晒、精神压力、遗传、甲状腺功能亢进、妊娠、避孕药、内脏肿瘤等。

07 长期吃避孕药会得黄褐斑吗

长期吃避孕药可能会引起体内激素水平变化，导致黑色素细胞活性增加，这可能是黄褐斑的诱发因素。那么长期服用避孕药就一定会长黄褐斑吗？答案是否定的，黄褐斑与避孕药的相关性为 11.3%~46%。也就是说，在黄褐斑的形成过程中，避孕药虽然起到了一定的作用，但在一部分人群中，其作用甚微。

08 黄褐斑能自行消退吗

不会自行消退，且随着时间的延长，以及个体皮肤的老化，黄褐斑可能会日趋严重，很难自行消退。如果黄褐斑影响了患者的外貌或生活质量，应该尽早接受治疗，在医生的帮助下缓解和消退黄褐斑，改善皮肤外观，提高生活质量。

09 “黑色面纱”是什么

很多人脸上都有一层带小点的“黑色面纱”，这就是我们日常所说的“雀斑”（图 6–2）。雀斑是一种常染色体显性遗传疾病，这种疾病通常在白种人中发病率较高。紫外线会加重和诱发雀斑。雀斑通常在出生时不会发生，随着年龄增长才会出现，发病较早的可见于 3~5 岁的儿童，女性多于男性。

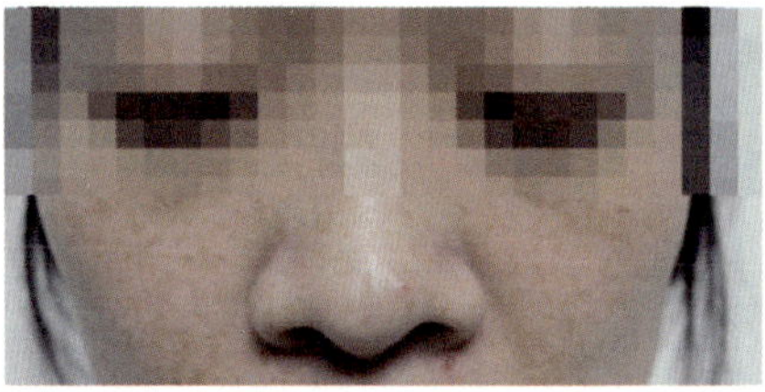

图 6–2 雀斑

注：鼻、两颊见淡黄褐色大小斑点

10 雀斑的发病与哪些因素有关

雀斑的发病主要与以下因素有关。

（1）常染色体显性遗传：患者的一级亲属发病率更高。

（2）环境因素：过度日光照射可诱发雀斑或使雀斑加重。

（3）着色性干皮病：为常染色体隐性遗传病，携带者雀斑更黑更明显。

（4）神经纤维瘤：常染色体显性遗传病，患者的皱褶部位可见雀斑，如腋窝处可见雀斑。

11 雀斑会遗传吗

雀斑的发病有家族聚集现象，家族聚集的患者可能与常染色体显性遗传有关，致病基因定位于染色体4q32~4q34。那父母有雀斑一定会遗传给小孩吗？答案显然并不是。遗传因素是雀斑发病的主要因素，过度日光照射会诱发和加重雀斑。因此，雀斑的形成往往是具有雀斑遗传易感性的人，过度暴露于紫外线中所致。

12 为什么会“红脸”

“红脸”外观可见于面部潮红和生理性脸红。面部潮红是面部毛细血管扩张所引起的一种皮肤外观。皮肤有血管存在，受神经因素影响而扩张或收缩，尤其是两颊部毛细血管更加丰富，故两颊更易红。内分泌异常、感染、光照、温度变化等均可能引起面部潮红（图 6–3）。

害羞、紧张、冻伤等其他原因可能引起生理性脸红（图 6–4）。

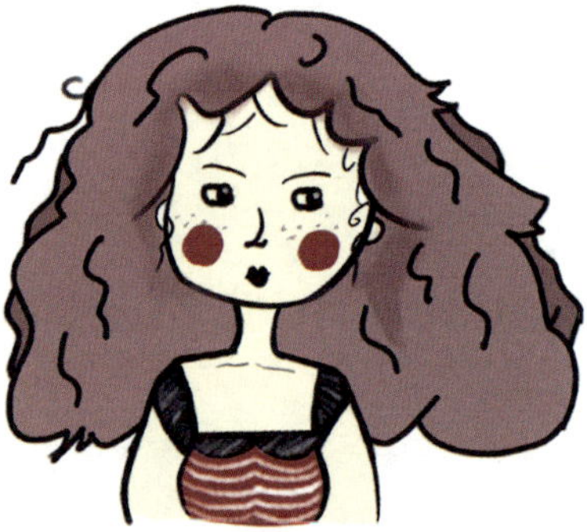

图 6–3　面部潮红

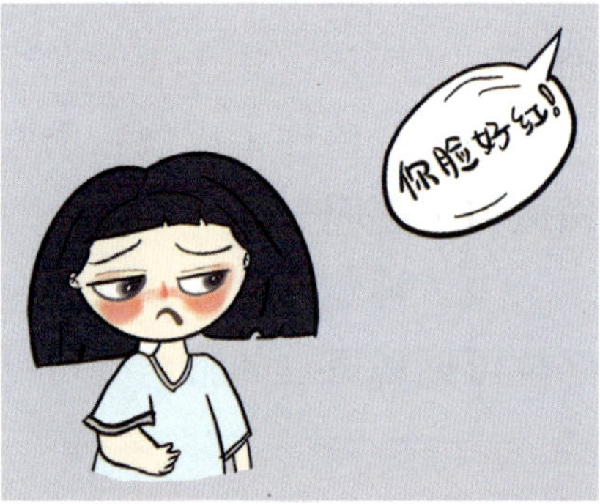

图 6–4　脸红

13 红斑有哪些分型

1. 功能性红斑

功能性红斑发生时，血流增加，血管临时扩张，但这些变化是可逆的。生理性脸红是一种典型的暂时性高血流状况，它可以在几秒钟内出现，不到一分钟又可消失。围绝经期的“面部潮红”可能会让人感到尴尬，这是一种更为突出且持续时间更长的高血流现象，但仍是暂时性的。其他导致功能性红斑的因素有阳光、寒冷、风、热饮、含咖啡因饮料、含酒精饮料等，可能持续数十分钟，但仍是暂时性的，避开这些刺激因素即可缓解。

2. 结构性红斑

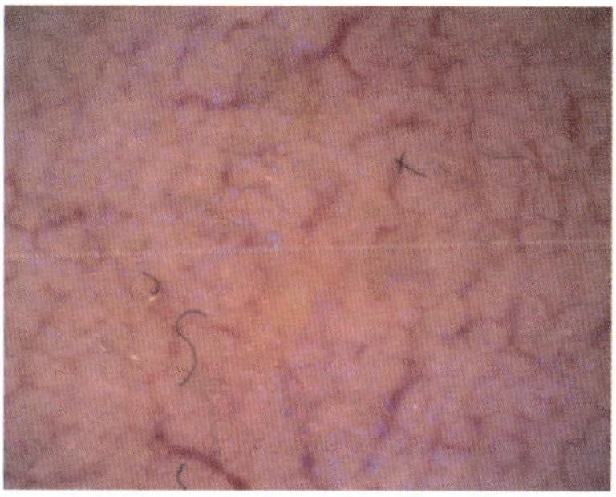

图 6-5 红血丝

注：皮肤镜下可见红色背景，有粗大分支状的血管

毛细血管扩张（也称红血丝），即血管在结构上是扩张的，这就意味着它们的直径增加（图 6–5），因此携带的血液比平时多。血管中有更多的血液使皮肤比平常更红。最常见的高原红，就是由于气候环境造成面部皮肤角质层过薄，毛细血管扩张暴露于表层所致。这与日光照射有关，高海拔地区的人们常见“光化性毛细血管扩张”，即面部皮肤表面下可见扩张的血管。

其他常见原因还有长期外用含有激素的化妆品或外用糖皮质激素，导致“激素脸”。

3. 炎症性红斑

炎症引起毛细血管扩张，如面部接触性皮炎、荨麻疹等。如果能消除炎症，红斑在一定程度上可减轻和消退。

14 黄褐斑不治疗对身体健康有影响吗

黄褐斑除了影响皮肤外观外，不伴有瘙痒、疼痛等不适。就诊者多是因黄褐斑影响美观而就诊，该病不影响身体健康。

15 黄褐斑在围绝经期后会变淡或消失吗

黄褐斑与内分泌紊乱有关。围绝经期后，雌、孕激素水平有所下降，因此，从病因学角度来讲，黄褐斑会变淡甚至消退。

16 黄褐斑不治疗会消退吗

这主要与病因有关。如果与妊娠有关，即使不治疗，妊娠及哺乳期结束后黄褐斑也会逐渐消退。如果与遗传、紫外线等有关，如果不注意防晒，进行干预的话，那么一般来讲面积会扩大，颜色也会越来越深，不会消退。

诊断

01 如何诊断黄褐斑

黄褐斑的诊断标准如下：①形状不规则、边界清楚的淡褐色或褐色斑。②对称分布于两侧颧部，亦可见于额、眉、颊、鼻、上唇部位。③多发于中青年女性，无自觉症状。④组织病理学检查提示表皮色素增多，真皮嗜黑色素细胞中有较多的色素。

02 如何诊断雀斑

雀斑的诊断标准如下：①皮损为针尖至米粒大、圆形或卵圆形、淡褐色或黄褐色斑，对称分布，无自觉症状。②多发生于面部，亦可见于手背、颈及肩部暴露部位皮肤。③常首发于5岁左右儿童，女性多于男性，随着年龄增长，雀斑数目增多。④青春期最明显。⑤组织病理学检查可见表皮基底层尤其是表皮突部位色素颗粒增多，但黑色素细胞数目并不增加。

03 怎样区分雀斑和黄褐斑

雀斑一般长于鼻梁和鼻翼两侧，呈芝麻点状，以褐色为主。黄褐斑又称蝴蝶斑，是一块一块的形状，不规则连续分布在鼻梁和面颊处。

04 雀斑有哪些临床表现

雀斑通常长在面部，以鼻子、双侧颧部为多发部位，表现为大小不等的淡褐色、褐色或深褐色斑，不高出皮肤，边界清楚，对称发生，少则十几颗，多则上百颗。严重者可发生于全面部、颈部、双上肢、双下肢、胸背部等部位（图 6–6），日晒会诱发和加重雀斑。所以，通常夏季雀斑颜色会加深，冬季会减轻。有些女性在妊娠期间因为激素的作用也会导致雀斑加重。

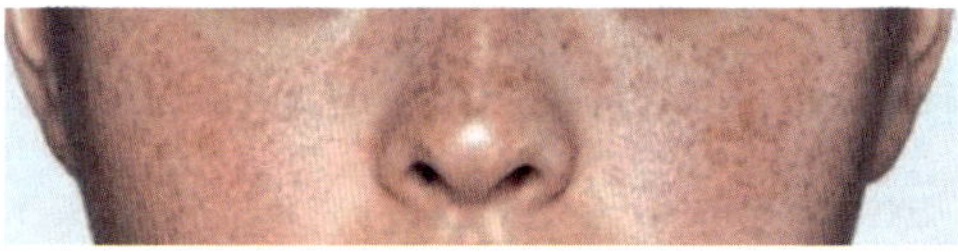
图 6–6　雀斑

人体脸上可能会出现很多斑，比如晒斑、单纯性雀斑样痣、黄褐斑等各种斑，所以脸上的斑不都是雀斑哟！建议找正规的皮肤科医生明确诊断。

05 如何辨别黄褐斑和颧部褐青色痣

一般可以从以下几个方面辨别：①黄褐斑多发于中青年女性；颧部褐青色痣多发于青年女性。②黄褐斑多发于面颊、额部和唇上方，可单侧分布也可对称分布；颧部褐青色痣往往局限于颧部、颞部和眼睑下，常对称分布。③黄褐斑多为不规则的黄褐色斑片；颧部褐青色痣为数个芝麻大小青灰色斑点，斑点与斑点间互不融合，中间为正常肤色。

06 怎么区分黄褐斑的活动期和稳定期

1. 活动期

近期皮损面积扩大，颜色加深，皮损泛红，搔抓后皮损发红，玻片压诊可见黄褐斑大部分褪色，反射式共聚焦显微镜下可见表皮基底层有较多高折光、树突多且长的树枝状及星爆状黑色素细胞，真皮浅层可见数量不等中等折光的单核细胞浸润。

2. 稳定期

近期皮损面积无扩大，颜色无加深，皮损无泛红，搔抓后皮损不发红，玻片压诊可见黄褐斑大部分不褪色，反射式共聚焦显微镜下见表皮基底层有较少的树枝状黑色素细胞，树突较活动期缩短，星爆状黑色素细胞较罕见，真皮浅层浸润的单核细胞减少。

07 黄褐斑如何分型

1. 根据血管参与情况分型

（1）单纯色素型：玻片压诊可见皮损不褪色，伍德光下皮损区与非皮损区颜色对比度增加。

（2）色素合并血管型：玻片压诊可见皮损部分褪色，伍德光下皮损区与非皮损区颜色对比度增加不明显。

该分型对治疗药物及方法的选择有指导意义。

2. 根据色素所在位置分型

（1）表皮型：表皮色素增多。

（2）混合型：表皮色素增多，且有真皮浅层嗜黑色素细胞。

该分型对治疗效果判定有指导意义。

3. 根据皮损发生部位分型

根据皮损发生部位分 3 型，分别是面中部型、颊型及下颌型。该分型对中医治疗黄褐斑有指导意义。

08 雀斑需要与哪些疾病鉴别

1. 单纯性雀斑样痣

多为散在分布的棕色或黑色针尖至粟粒大小的斑疹，组织病理学检查示基底层内黑色素细胞增多，基底细胞内黑色素增加。

2. 色素痣

多发生于儿童或青春期，皮损呈斑疹、丘疹、乳头瘤状、疣状、结节等表现，黄褐色或黑色，组织病理学检查可见痣细胞。

3. 着色性干皮病

多在6个月至3岁发病，早期面、唇、结膜、颈部及小腿等暴露部位出现雀斑、色素沉着斑、皮肤干燥。暴露部位及非暴露部位皮肤和口腔黏膜处出现毛细血管扩张及小血管瘤，还可见小的白色萎缩性斑。3~4年即出现皮肤恶性肿瘤，以基底细胞癌最常见，其次为鳞状细胞癌和黑色素瘤。

09 皮肤屏障受损会导致黄褐斑吗

在临床及科研工作中若要测试皮肤屏障功能，无创性皮肤生理功能测试仪为首选，它可以客观测定皮肤的皮脂含量、角质层含水量和经表皮水分流失值等指标。有研究证实黄褐斑患者的角质层含水量较正常人显著减少，经表皮水分流失显著增加，提示皮肤屏障受损可能会导致黄褐斑。

10 黄褐斑需要与哪些疾病鉴别

1. 炎症后色素沉着

继发于急性或慢性炎症性皮肤病，为淡褐色、紫褐色或深褐色的色素沉着斑，局限于皮肤炎症部位，界限清楚。根据既往炎症性皮肤病病史不难鉴别。

2. 太田痣

常在出生时或出生后不久发生，临床可见单侧分布于颧部、颞部、眼结膜的深青色融合性斑片。反射式共聚焦显微镜下表皮基底层色素含量大致正常，真皮中部可见中等数量的高折光树枝状黑色素细胞或形态不一的高折光黑色素细胞团块。

3. 黑变病

可有长期焦油、劣质化妆品等接触史，或炎症性皮肤病史，早期临床表现为红斑、脱屑等改变，久之出现网状或弥漫性色素沉着，常呈灰色，伴毛细血管扩张，皮疹常累及颈部，也可泛发。反射式共聚焦显微镜下表皮、真皮界限模糊，部分基底色素环消失，真皮浅层可见数量不等的高折光黑色素细胞及中等折光的单核细胞。

11 黄褐斑患者需要做哪些检查

一般不需要做实验室检查，必要时可检查甲状腺功能，伍德光检查可帮助定位表皮和真皮的色素。组织病理学检查可见皮损处表皮结构正常。表皮型黄褐斑的黑色素主要沉积在基底层及其上方，偶可延及角质层。真皮型黄褐斑真皮中上部血管周围有嗜黑色素细胞存在，真皮吞噬细胞中色素增加，亦可见游离的黑色素颗粒，无炎症浸润。Fontana-Masson 染色证实角质形成细胞及一些黑色素细胞中黑色素小体增加。电子显微镜检查提示表皮型黄褐斑和真皮型黄褐斑结构无实质差别，显示黑色素细胞数量正常但黑色素细胞活性增加，黑色素细胞树突明显增大，黑色素形成活跃，棘层细胞含大量单个非聚集黑色素颗粒，皮损处黑色素细胞胞质中线粒体、高尔基体、粗面内质网和核糖体增多。

12 黄褐斑颜色加深提示病位加深吗

一般来说，黄褐斑颜色越深，病位越深，病情越严重，但这些都是主观判断。目前，随着医疗技术的发展，黄褐斑的检测方法也越来越多，伍德光、VISIA 皮肤检测等检测技术对黄褐斑是表皮型还是非表皮型，以及位置的深浅都有准确的判断。

治疗与预防调护

01 什么是祛斑小偏方

生活中不少人被各种祛斑小偏方吸引，那祛斑小偏方到底是什么，又是如何骗到大家的呢？一些祛斑小偏方短期效果确实很好，但往往是饮鸩止渴。目前常见的祛斑小偏方主要有如下3类。

1. 剥脱剂

使用含有高浓度维A酸、水杨酸、间苯二酚、三氯乙酸等成分的祛斑小偏方可促进角质层脱落，达到焕肤的效果，但是这些药物浓度或剂量控制不好就会刺激皮肤，导致皮肤红肿，甚至“腐蚀”皮肤。

2. 重金属

含有超标汞、铅等成分的祛斑小偏方通过快速阻断黑色素形成达到治疗效果，但长期使用重金属会沉积在体内，可能会损害肝肾功能。

3. 糖皮质激素

激素的抗炎作用可抑制黑色素细胞代谢，产生色素减退的效果，但长期使用会造成皮肤变薄、敏感等，停用后症状会加重。

02 怀孕后出现黄褐斑怎么办

因怀孕出现的黄褐斑，多数人会在分娩后逐渐消退，如果长期不消退，需要进行治疗。治疗黄褐斑要内外结合，注意防晒，局部使用美白祛斑类化妆品可以使色斑淡化。口服维生素 C、维生素 E 等也有帮助。治疗黄褐斑要有耐心，至少要 2 个月才能见到效果，不要心急。另外要注意有些患者使用激光治疗黄褐斑疗效不好，可能还会使黄褐斑加重，所以一定要咨询医生后再进行治疗。

03 中医可以治疗黄褐斑吗

根据中医理论，辨证治疗黄褐斑，可以取得较好的效果。但由于黄褐斑是一个慢性较顽固的疾病，故患者一定要坚持治疗，还要注意调节情绪，护理皮肤。

中医药治疗黄褐斑可以辨证选择内服药物，也可以配合一些外治方法。如应用一些有祛斑作用的中药面膜，配合按摩、刮痧、拔罐等方法，可以起到较好的活血化瘀祛斑作用。

04 激光可以治疗黄褐斑吗

激光治疗黄褐斑存在风险。原因如下：①每个患者个体差异较大，部分患者可能无法完全治愈。②激光治疗后存在复色的风险，可能会恢复原来的症状。所以，在治疗过程中，黄褐斑患者应该请专业医生进行评估，制订合理的治疗方案，在激光治疗完成后，应该加强术后护理，尽量避免黄褐斑复色。

05 化学剥脱术可以治疗黄褐斑吗

化学剥脱术对黄褐斑效果较好。化学剥脱术是采用化学制剂对局部皮肤进行不同程度剥脱，使表皮部分或全部破坏，刺激皮肤组织新陈代谢，从而祛除黄褐斑。通常化学剥脱术治疗黄褐斑的效果可以维持 3~6 个月。该方法见效较快，无全身不良反应。

06 如何治疗雀斑

1. 避免日晒

日晒会加重和诱发雀斑，患者需要做好防晒工作。

2. 外用药物

外用含有美白成分的药物，比如左旋维生素 C、曲酸、对苯二酚等药物。有些药物具有刺激性，可能会出现脱色等不良反应，患者最好在医师指导下使用。

某些美白的护肤品中可能含有激素、重金属等物质，一定要避免使用。

07 激光可以治疗雀斑吗

激光可以祛除雀斑，对于肤色偏白，雀斑颜色偏深的患者，一次治疗即可，对于肤色偏深，且雀斑颜色较浅的患者，治疗次数 2~4 次不等。

08 激光治疗雀斑有什么不良反应

使用强脉冲光治疗雀斑后，即刻会出现皮肤轻微发红，通常冷敷半个小时后，皮肤会恢复正常，激光治疗后正常洗脸洗澡，不影响正常生活。雀斑会随着皮肤代谢，变成细小的痂皮脱落，脱落后雀斑会逐渐消失。若患者按照医嘱进行皮肤修复，是不会出现皮肤敏感、皮肤变薄、红血丝等不良反应的。

09 激光治疗雀斑后会复发吗

对于现有雀斑，使用激光治疗，可以完全祛除，但是雀斑是一种遗传与紫外线共同作用的疾病，所以，做好防晒，生活规律可以避免雀斑复发。

10 如何治疗面部潮红

1. 内治疗法

（1）血热证：以清热凉血为治则，方选凉血地黄汤加减。

（2）血瘀证：以理气活血通络为治则，方选通窍活血汤加减。

2. 外治疗法

（1）耳尖放血疗法：将两耳揉至充血发红，在耳尖处常规消毒，用三棱针点刺放血 5 滴。每周 2 次。

（2）强脉冲光：不是通常所说的激光，目前国际上最先进的技术称作 DPL 精准光，可有效滤去杂散光谱，效果和安全性都较好，其特定宽光谱能穿透皮肤，被血红蛋白优先选择吸收，在不破坏正常皮肤的前提下，使浅层毛细血管凝固，达到治疗毛细血管扩张的效果，强脉冲光是治疗红血丝的首选治疗方法。治疗过程仅轻微疼痛，易于忍受，治疗时间短，每次治疗 15~20 分钟，治疗后恢复快，不误工期，治疗效果持久且可叠加，非剥脱的物理治疗，作用部位准确，不会对周围组织和皮肤附属器官造成损伤，能适应不同的皮肤状态，安全有效，不会对皮肤造成损坏。

（3）二氧化碳激光：二氧化碳激光简单，工艺成熟，成本低廉，性能可靠，切割力较强，还具有止血和封闭血管的功能。二氧化碳激光治疗过程疼痛感稍强，但大多数人可以忍受。

11 如何治疗红血丝

1. 使用护肤品

使用温和且具有修复作用的护肤品，选择含有修复因子、透明质酸等成分的医学护肤品，为皮肤提供营养，促进修复。

2. 舒敏修复仪

舒敏修复仪可以调控血管，加速皮肤组织的修复与再生，减少炎症，修复神经。

3. 导入治疗

可以将具有抗炎效果的药物，通过离子或射频导入皮肤，起到抗炎、修复皮肤屏障、减少红血丝的效果。

4. 中医治疗

可以使用具有抗炎祛红作用的中药面膜（图 6–7）。

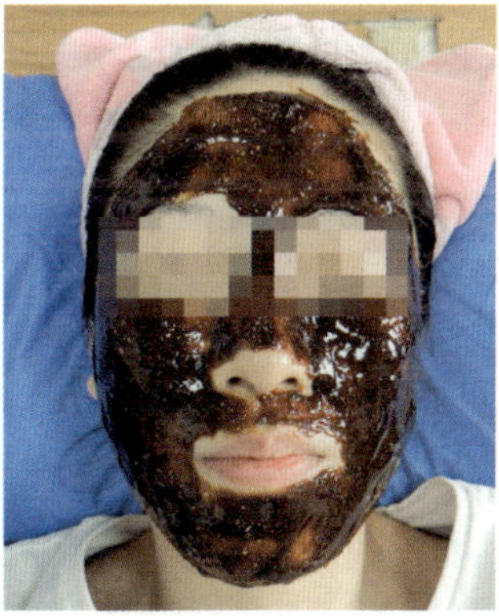

图 6–7　中药面膜

5. 激光治疗

使用脉冲光 IPL 等。

12 黄褐斑患者可以使用祛斑美白类护肤品吗

可以，但建议在清洁、保湿的基础上配合使用祛斑美白类护肤品，导入祛斑美白类产品的有效率比单纯外用要高，氨甲环酸、谷胱甘肽、高活性维生素 C 等祛斑美白类成分均可通过微针等方式导入，每次治疗间隔 2~3 周，4~5 次为 1 个疗程。导入治疗后可继续使用祛斑美白类护肤品，但需要加强皮肤护理和防晒。

13 光电疗法术后应注意什么

光电技术是治疗黄褐斑的重要方法之一，主要包括 Q 开关激光、皮秒激光、非剥脱点阵激光、射频及强脉冲光等，然而光电疗法会对皮肤屏障造成不同程度的损伤。因此，光电疗法术后应注意修复皮肤屏障功能，防止出现色素脱失、炎症后色素沉着、黄褐斑加重、瘢痕等问题。

1. 皮肤屏障修复

皮肤完整时修复包括水凝胶冷敷贴（植物性材料为佳）、外用烫伤膏、喷含有表皮修复因子的喷雾、贴胶原修复贴、使用修复面膜和功效性护肤品等；如皮肤出现破损则使用含表皮生长因子的护肤品，必要时外用抗生素软膏等。

2. 补水保湿

可外用保湿喷雾、保湿面霜、保湿精华液等，也可采用负压水合氧、微针美塑、水光注射等疗法。

3. 预防炎症后色素沉着

预防炎症后色素沉着包括外用和导入两种方法：如外用 2% 氢醌乳膏、0.025% 维 A 酸乳膏、15%~20% 壬二酸乳膏、左旋维生素 C、熊果苷、谷胱甘肽、氨甲环酸、积雪苷霜等，还可使用射频导入仪导入氨甲环酸、左旋维生素 C 等。

4. 预防色素脱失

黄褐斑在光电治疗过程中如出现色素脱失等问题，应暂停光电治疗，积极修复皮肤，切不可过度治疗，同时停用氢醌等易引起色素脱失的制剂，可同时外用含表皮生长因子的护肤品，修护皮肤屏障。

5. 防晒

紫外线是诱发和加重黄褐斑的重要因素之一。因此，黄褐斑患者治疗前后都应该注意防晒，同时应用物理防晒或化学防晒，如外出戴遮阳帽、撑伞等。

14 微针疗法能美白吗

微针疗法，即利用微小的针具，刺激甚至刺破皮肤，产生一定数量的皮肤微细通道，将药物或营养成分通过这些通道直接输送至皮肤内以发挥作用，同时也可通过这种刺激作用来促进皮下胶原蛋白再生，启动皮肤自身的修复功能。因此，部分学者认为微针疗法联合氨甲环酸注射液等产品可以改善黄褐斑的色素沉着。

15 如何治疗黄褐斑

目前还没有哪一种单一的治疗方法能够完全治愈黄褐斑，服用药物仅能改善黄褐斑。针对黄褐斑的治疗方法较多，综合治疗是趋势，在严格防晒的前提下，以外用药物为基础，联合抗氧化剂、氨甲环酸、中药等，中重度黄褐斑患者可以选择强脉冲光、化学剥脱术、激光治疗等方法。

16 雀斑治疗后会复发吗

治疗雀斑前需要对治疗效果有清醒的认识，明白雀斑治疗后若不注意防晒，会再次复发，如果注意防晒，再次复发的雀斑数量会较少。

17 为什么停用祛斑霜后黄褐斑加重

黄褐斑为内外多种因素综合作用导致。治疗黄褐斑的方法很多，但尚无一种方法可以完全治愈黄褐斑，即使缓解后仍有部分患者会复发。因此，停用祛斑霜后黄褐斑加重可能与以下因素有关。

（1）祛斑霜使用不恰当：选择化妆品和洗脸方式不当，长期刺激皮肤，都有可能导致皮肤屏障功能受损，产生黄褐斑。

（2）未注意防晒：黄褐斑夏重冬轻，紫外线照射是其发病原因之一，若黄褐斑减轻后不注意防晒，有可能再次加重。

（3）其他：激素水平不稳定、睡眠差、压力大等，都有可能导致黄褐斑再次加重。

18 如何预防黄褐斑

①有慢性病如肝病、甲状腺功能亢进、结核、胃肠道息肉、肿瘤等疾病者，应积极治疗原发病。

②避免强烈日光暴晒，夏季外出时注意防晒，如使用遮阳伞、外用防晒霜等。

③不滥用化妆品，面部外涂药物谨遵医嘱。

④保持精神愉快，避免熬夜。

⑤多食蔬菜水果，少食辛辣食品。

19 如何预防“红脸”

①禁止饮酒及食用辛辣刺激食品。

②避免长期、大量、反复在面部外搽激素软膏。

③避免日晒及高温刺激。

20 如何预防面部红血丝

1. 避免频繁去角质

避免频繁去角质，长时间外用酸类化妆品可能会刺激皮肤出现红血丝。

2. 避免使用激素类物质

激素类物质有强大的抗炎效果，其临床效果非常好，但是添加到日用护肤品中，就会有很多不良反应。早期使用激素皮肤确实会变白，但长时间使用激素，皮肤就会出现萎缩、多毛、发红、烧灼、瘙痒、毛细血管扩张等表现。

3. 避免使用刺激性护肤品

如某些清洁效果过强的洗面奶等，使用不当时，可能会刺激皮肤，导致皮肤出现潮红，久而久之，就会出现红血丝。如治疗黄褐斑时，外用维生素 C 可美白，但是高浓度的维生素C较刺激，某些黄褐斑患者在皮肤屏障受损严重时使用高浓度的维生素C，可能会出现烧灼、刺激、疼痛等不良反应，长期使用，会导致毛细血管扩张，出现红血丝。

4. 避免温度刺激

在冬季北方，屋内、屋外温差较大，过冷、过热的温度会刺激血管扩张，所以，要避免突然过冷、过热的环境。

5. 避免汗蒸

长时间汗蒸会使皮肤毛细血管处于扩张状态，会加重红血丝。所以平时皮肤容易出现潮红的人，避免汗蒸。

21 黄褐斑患者如何食养

中医学认为，本病可能因肝郁气滞或肝肾亏虚导致气滞血瘀而成。所以，在饮食中，可选择一些调畅气血、滋补肝肾的食物。如养血活血的玫瑰花、大枣，滋补气血的桂圆，补肺、脾、肾三脏的山药等。另外，还要注意避免过食肥甘厚味、生冷、腥发等刺激性食物。

22 如何预防雀斑

1. 防晒

日常生活中应避免过度日光照射，外出时应遮阳或使用合适的防晒霜。因为日晒是雀斑形成的一个重要因素，所以患者应尽量避免长时间日晒。

2. 饮食调护

在饮食方面要注意多食用富含维生素 C 和维生素 E 的新鲜水果和蔬菜，少食光敏性药物及食物，如补骨脂素、甲氧沙林等，保持充足的睡眠和休息，避免熬夜，保持心情舒畅、愉快，避免忧思、抑郁的精神状态。切忌随便使用药物点涂，以免留下瘢痕，建议在医生指导下合理用药。

23 黄褐斑患者可以吃酱油吗

可以吃，但不要过量。有些患者误认为酱油等深色的食物，容易使色素加深，但酱油是由大豆等食物酿造的，并不会加重色素沉着。此外，因为酱油通常偏咸，可能会导致身体功能发生偏颇，故不建议过度食用。

黄褐斑患者应尽量避免食用一些吸光的食物，避免加重光敏问题，减少紫外线的吸收。

皮肤附属器疾病

“青春痘”是痤疮吗

玫瑰痤疮是“青春痘”吗

痤疮的发病原因是什么

玫瑰痤疮的发病原因是什么

为什么会一直长“痘痘”

……

基本常识

01 “青春痘”是痤疮吗

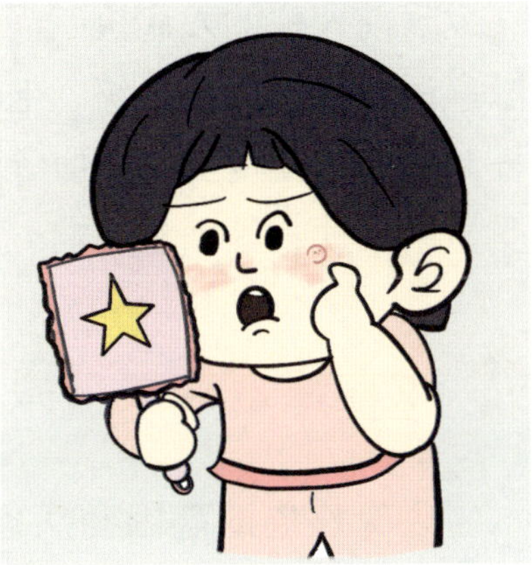

答案是肯定的。痤疮是一种累及毛囊皮脂腺的慢性炎症性皮肤病，各年龄段人群均可患病，青少年发病率较高。一般在青春期前后开始发病，所以生活中大家又称其为“青春痘”或“痘痘”。

02 玫瑰痤疮是“青春痘”吗

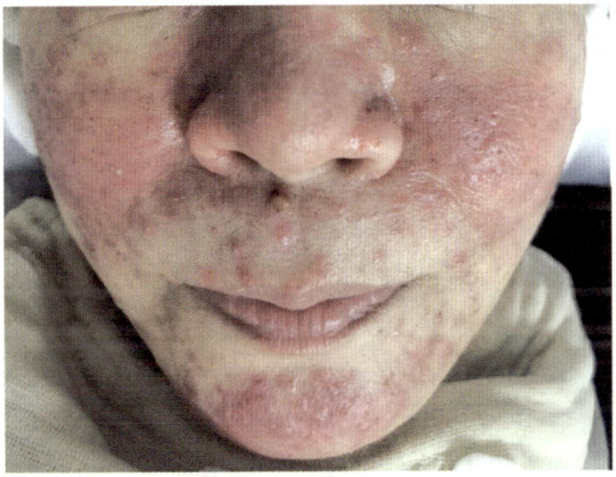

图 7-1　玫瑰痤疮

注：面部有鲜红斑，边境不清楚，可见红色丘疹、脓疱和扩张的毛细血管

不是。玫瑰痤疮，又称酒渣鼻，多表现为两颊、眉间额部和颏部长期潮红，伴有丘疹、脓疱不退等症状的皮肤病（图 7-1），较为常见。常发生在 20~50 岁的人群，女性比男性多见，但男性的病情往往较重。

03 痤疮的发病原因是什么

目前痤疮的发病机制尚未完全明确。可能与遗传、雄激素诱导皮脂大量分泌、毛囊皮脂腺导管角化、痤疮丙酸杆菌繁殖、免疫炎症反应等因素有关。部分患者的发病还受情绪及饮食等因素影响。

04 玫瑰痤疮的发病原因是什么

玫瑰痤疮的病因和病理生理学机制尚不清楚，可能与多种因素有关，如局部血管舒缩功能失调、毛囊虫、局部反复感染等。此外进食辛辣食物、饮酒、高温和寒冷刺激、精神紧张及情绪激动等均可诱发和加重本病（图 7–2）。

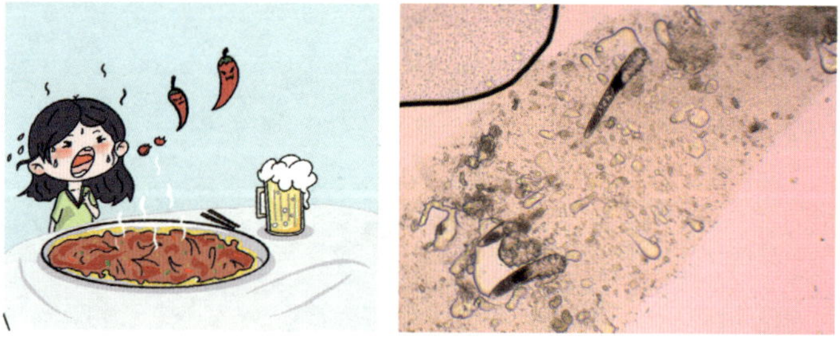

A　　B

图 7–2　玫瑰痤疮的病因复杂

注：A. 进食辛辣食物、饮酒；B. 毛囊虫

05 为什么会一直长“痘痘”

“痘痘”也被称作“青春痘”，即痤疮，多发于青春期，或者说从青春期开始发病。如果导致“痘痘”的发病因素还在，“痘痘”就有可能一直会长。另外，根据发病年龄不同，学术上还分为“新生儿痤疮”“青春期前痤疮”“寻常痤疮”“成人痤疮”等不同的名称，25 岁以上患者痤疮被称为“成人痤疮”。

06 痤疮的多发部位是哪里

痤疮多发于面颊、额部，其次是胸部、背部及肩部，多为对称性分布，常伴有毛孔粗大和皮脂溢出。

07 新生儿会长“痘痘”吗

新生儿会长“痘痘”。痤疮样皮疹可发生于新生儿和婴儿时期，多发生于出生数天后，表现为红丘疹和针尖大小的脓疱，主要分布在鼻和两侧面颊部。“新生儿痤疮”多因母体雄激素所致，常可自行消退，不需处理。

08 痤疮患者就诊前需要做哪些准备

①要保护痤疮的原貌，不要用化妆品遮盖，不要抠

抓、挤压等。

②复诊的患者要带齐自己以前就诊的病历、检查结果和治疗药物，以便医生给出最佳的治疗方案。

09 痤疮与哪项激素水平有关

雄激素诱导皮脂大量分泌可引起痤疮。雄激素水平的一项重要检测指标就是睾酮，可通过抽血检查性激素六项得到答案。高雄激素性痤疮患者血清中睾酮水平明显较高。

10 玫瑰痤疮会遗传吗

部分玫瑰痤疮患者存在家族聚集性。研究显示，在双胞胎患者中，遗传与后天环境因素共同导致玫瑰痤疮的发病，两者在风险因素中占比各一半。与玫瑰痤疮发病相关的基因包括 *HLA-DRA*、*BTNL2*、*PRELID2*、*KCTD16* 等。

11 化学诱导性痤疮的发病原因是什么

化学诱导性痤疮的发病原因包括药物和非药物因素。药物因素包括皮质类固醇、精神类药物、卤素药物、分子靶向药物等，以炎性皮损为主要表现。非药物因素包括矿物油类、卤素化合物、化妆品、香烟等，以粉刺多见。

12 痤疮会遗传吗

痤疮不属于遗传病，但是，如果父辈痤疮病情严重，那么其子女患痤疮的概率相对高一些，可能与雄激素水平相关。

13 痤疮会自愈吗

部分痤疮患者会自愈。痤疮根据严重程度分为 4 级。以粉刺为主的Ⅰ级痤疮患者，可以通过补充睡眠、调整心理状态、清淡饮食、去除诱发因素等多种方法实现自愈，但对于Ⅱ级、Ⅲ级、Ⅳ级的痤疮患者，通常需要积极干预，才能痊愈。

14 痤疮可以挤压吗

不可以。挤压痤疮，很容易导致脂栓挤入真皮层内造成深层炎症，易留下色素沉着和瘢痕。但是，当有脓头的时候，可以从表皮自行排出脓液，也可以在皮肤科医师的帮助下祛除脓液。

15 祛痘产品能用吗

不建议使用，主要有如下两点原因：①这些产品不一定都是“国药准字”批号，安全性没有保障。②“青春痘”的分型不同，治疗药物也不同，没有医生明确诊断就用一种产品治疗，不安全也不科学。另外，某些效果特别神奇的祛痘产品可能含有糖皮质激素。因为糖皮质激素有很强大的抗炎作用，短时间内使用可使局部炎症快速消退，对于“痘痘”亦是如此，但是长期应用糖皮质激素可能会加重感染，出现表皮萎缩和血管扩张等严重不良反应。

诊断

01 长了“痘痘”需要进行哪些实验室检查

痤疮丙酸杆菌是一种革兰阳性厌氧菌，是痤疮的主要致病菌。然而，临床工作中并不需要进行该细菌的相关检测，因为该菌不影响治疗方案的制订，且使用抗生素治疗后该菌数目并不下降。对于革兰阴性菌毛囊炎则需要进行微生物检测，常见致病菌包括克雷伯菌和沙雷菌。此外，对传统治疗无反应、形态单一且位于躯干部位的痤疮应考虑糠秕马拉色菌性毛囊炎，需要进行真菌学检测。

虽然雄激素在痤疮发病机制中发挥了重要作用，但并不是所有患者都需要进行性激素检测，因为大多数痤疮患者的激素水平都正常。性激素检测主要适用于有临床特征、怀疑高雄激素血症的患者。对于女性患者来说，进行性激素检测最好在月经周期的 1~5 天，且在早上 8~10 点进行，这样可大大减少月经周期对激素水平的干扰。重度痤疮患者的生长激素、胰岛素样生长因子、胰岛素、性激素结合球蛋白、17- 羟皮质类固醇、催乳素、雌激素和黄体酮也可能在实验室检查中发现异常。胰岛素抵抗可能是某些重度痤疮患者的危险因素。

此外，雄激素代谢产物雄酮葡萄糖醛酸是女性成年痤疮患者高雄激素血症的一个有前景的生物标志物，可以非常准确地评估患者的总雄激素活性。

02 如何鉴别“青春痘”与“酒渣鼻”

“青春痘”与“酒渣鼻”即痤疮与玫瑰痤疮，他们都可能出现丘疹、脓疱，但痤疮常有粉刺，而玫瑰痤疮有阵发性潮红及毛细血管扩张。此外，玫瑰痤疮与痤疮重叠存在的情况并不少见。

03 痤疮有哪些皮损表现

痤疮的皮损表现为粉刺、丘疹、脓疱、结节、囊肿、瘢痕等多形性损害，病程缓慢，反复发作，时轻时重，部分女性患者痤疮发病随月经周期有一定规律性。痤疮严重者可形成结节、囊肿、窦道、瘢痕，称为聚合性痤疮，少部分患者可出现发热、关节痛、贫血等症状，称为暴发性痤疮。

04 如何鉴别面部脂溢性皮炎与玫瑰痤疮

面部脂溢性皮炎与玫瑰痤疮都会出现红斑伴有光加重现象，但皮损发生部位不一样，脂溢性皮炎一般发生于前额部、眉弓、鼻唇沟、下颌部等皮脂腺丰富的部位，而玫瑰痤疮一般发生于面颊部、鼻翼、口周，脂溢性皮炎表现为黄红色斑片，玫瑰痤疮有阵发性潮红和毛细血管扩张。

05 如何鉴别激素依赖性皮炎与玫瑰痤疮

激素依赖性皮炎可出现玫瑰痤疮样皮损，这是因为长期外用糖皮质激素或含糖皮质激素护肤品后形成的一种激素依赖状态，在停用激素后3天左右出现明显的灼热、干燥、瘙痒“难受三联征”（主观评分≥7分）。而玫瑰痤疮不会出现“难受三联征”，灼热、干燥常见，偶见瘙痒，若玫瑰痤疮患者长期误用糖皮质激素治疗可逐步出现激素依赖性皮炎症状。

06 如何判断痤疮的严重程度

痤疮严重程度的分级标准有多种，有基于临床症状的Leed′s分类，有基于总体评价的全球联盟标准和欧洲指南，还有社会心理学和生活质量评价等。临床上倾向于采用更加简便可靠的评价方法。痤疮三度四级法分类是目前临床医生常用的判断方法，是按照皮损有无脓疱、结节、囊肿分类，而不考虑损害的数目。

（1）轻度（Ⅰ级）：仅有粉刺。

（2）中度（Ⅱ级）：有粉刺及炎症性丘疹。

（3）中度（Ⅲ级）：有粉刺、炎症性丘疹、脓疱。

（4）重度（Ⅳ级）：除上述外，还有结节、囊肿、聚合性损害、溃疡。

07 皮肤镜检查玫瑰痤疮有诊断意义吗

有诊断意义，毛细血管扩张型玫瑰痤疮皮肤镜下可见红色或者紫红色背景上有多角形血管。丘疹脓疱型玫瑰痤疮在皮肤镜下可见以毛囊为中心的脓疱，毛囊周围有红晕。肥大增生型玫瑰痤疮可出现橘色无结构区域。皮肤镜检查结合临床表现，有助于快速诊断玫瑰痤疮。

08 玫瑰痤疮有哪些类型

目前根据患者的症状将玫瑰痤疮分为毛细血管扩张型、丘疹脓疱型、肥大增生型和眼型。各型玫瑰痤疮在不同的患者或同一患者的不同病程阶段病情轻重程度不一，且各型玫瑰痤疮可以互相转化。

09 玫瑰痤疮患者会发展至鼻赘期吗

玫瑰痤疮患者鼻部血管特别容易扩张，晚期皮脂腺过度肥大可引起鼻畸形，称为鼻赘。只有部分患者会发展到鼻赘期，大多玫瑰痤疮患者都处于毛细血管扩张期及丘疹脓疱期。

治疗与预防调护

01 如何治疗痤疮

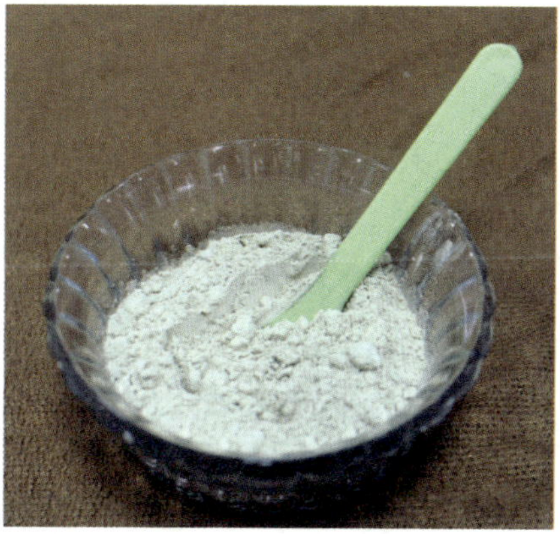

图7–3 中药面膜粉

根据痤疮的严重程度、皮损类型，辨证选用各种治疗方法。痤疮的治疗包括药物治疗、物理治疗、化学治疗等。外用药物包括粉刺溶解药物和抗微生物药物，如阿达帕林、夫西地酸、中药面膜等（图7–3）。口服药物包括中药和抗生素等。物理和化学治疗包括红蓝光、光动力、果酸、点阵激光、射频等。

02 痤疮瘢痕会自愈吗

痤疮瘢痕不会自愈。重度痤疮会形成瘢痕。瘢痕分为两种，一种是高于皮肤表面的增生性瘢痕，另一种是凹陷于皮肤表面的萎缩性瘢痕。可以采用火针、点阵激光、外用药物等方法促进瘢痕消退。

03 异维A酸可以治疗酒渣鼻吗

异维A酸可以缩小皮脂腺组织、抑制皮脂腺活性、减少皮脂分泌、减轻上皮细胞角化及毛囊皮脂腺口的毛囊栓塞，还有抑制痤疮丙酸杆菌的作用，异维A酸对多种类型的玫瑰痤疮均有效，尤其适用于肥大增生型玫瑰痤疮。因维A酸类药物有潜在的致畸作用，近期有妊娠计划的女性患者禁用。

04 痤疮能治愈吗

痤疮是慢性炎症性疾病，只要病因存在，各个年龄段均可发病，不存在“根治”一说，因为个人体质，有些病因是无法“根除”的。但是，通过恰当的治疗，配合良好的生活习惯，痤疮可以得到有效的控制。治疗痤疮的目的是使痤疮尽量少长，对已经长出的痤疮要控制不留瘢痕。

05 什么是果酸活肤疗法

果酸是从水果中提取的一种酸性物质，例如苹果、柠檬等。果酸活肤疗法是指使用果酸溶液作用于皮肤上，用酸去除皮肤外层，造成可控性损伤，刺激细胞更新修复，并重新建立健康的表皮和真皮。果酸活肤疗法不仅可以使皮肤表皮脱落，让皮肤变得光滑，还能诱导受损的皮肤各层再生与代谢。

果酸活肤疗法可以促使老化角质脱落，纠正毛囊口异常角化，促进皮肤新陈代谢，促使皮肤更新，提亮肤色，刺激真皮糖胺聚糖、胶原蛋白及弹力纤维的增生与重新排列，增加皮肤弹性，淡化细纹、皱纹，淡化色斑，减轻色素沉着。

06 光动力疗法是如何治疗痤疮的

光动力疗法是一种以光、光敏剂和氧相互作用为基础的一种全新治疗技术，可以治疗中重度痤疮。中重度痤疮表现为结节性痤疮、囊肿性痤疮、聚合性痤疮，伴有疼痛并形成囊肿，单纯药物治疗较难治愈，目前光动力疗法已在临床上广泛使用。

光动力疗法主要是将光敏剂输入人体，在一定时间后，以特定波长的光照射病变部位，通过一系列光化学和光生物学反应，在分子氧的参与下，产生单态氧和自由基，氧化破坏组织和细胞中的各种生物大分子，使痤疮消退，可有效预防痤疮瘢痕的产生，同时能改善皮损和减少皮肤表面的油脂分泌，使皮肤恢复健康状态，达到治疗目的。

07 红蓝光是如何治疗痤疮的

红蓝光治疗痤疮主要是指采用高纯度、高密度的红蓝光对皮肤进行照射，能杀灭痤疮丙酸杆菌，起到抗感染、消炎的作用，还能有效抑制皮脂腺油脂分泌，防止痤疮复发。红光可穿过皮肤表层，作用于瘢痕组织，促使细胞分泌胶原蛋白，起到祛除痘印、修复瘢痕的作用（图 7–4）。

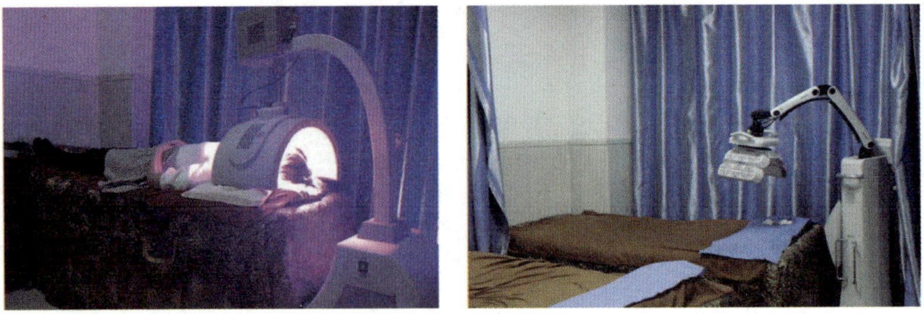

图 7–4　红蓝光照射

08 中药面膜是如何治疗痤疮的

中药面膜是用各种中药研成极细粉末，如金银花、连翘、黄芩、黄柏、大黄、紫草、赤芍、牡丹皮等，依据不同肤质配成不同处方制成。

1. 治疗方法

患者取仰卧位，先用洗面奶彻底清洗面部，再用离子喷雾器熏蒸面部 10~15 分钟，使面色潮红、毛孔张开，再用棉球消毒面部，用痤疮针清除面部痤疮内的皮脂栓及脓液，有脓头者，用无菌针头挑出脓头，并用负压吸出脓栓，清理完毕后将调好的中药“痤疮净粉”用凉白开水调成糊状涂于面部，然后用温热水将石膏面膜粉调制成糊状，均匀地涂抹于患者面部，待面膜干后（约 40 分钟），用温热水洗净，每周 1 次，4 次为 1 个疗程（图 7–5）。

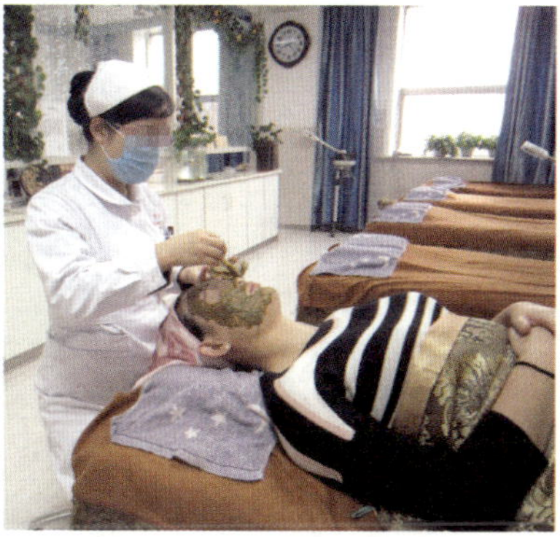

图 7–5　中药面膜治疗

2. 功效

中药面膜可以促进皮肤新陈代谢，增强皮脂代谢功能，具有消炎、抗感染、改善微循环、调整内分泌紊乱的作用。

09 激光可以治疗玫瑰痤疮吗

脉冲染料激光和强脉冲光对改善玫瑰痤疮患者皮肤红斑和毛细血管扩张疗效显著。其中强脉冲光祛除红斑、封闭小血管、收缩毛孔效果好，还可以治疗红斑期患者轻度毛细血管扩张以及丘疹脓疱期、鼻赘期患者激光治疗后遗留的红斑及残余毛细血管。脉冲染料激光对于直径较大的毛细血管有选择性破坏作用，可使其凝固、裂解，达到治疗目的。两种激光治疗红斑毛细血管扩张型玫瑰痤疮均有较好的疗效。对于玫瑰痤疮鼻赘期患者可用 CO_2 激光、掺铒钇铝石榴石激光和铒激光等剥脱性激光治疗，使增生的组织汽化、凝固、切割，取得疗效。

10 痤疮患者需服用抗生素吗

当痤疮颜色较红且存在脓疱，并伴有刺痛、瘙痒、烧灼感时，说明还存在炎症反应，此时需短期口服抗生素治疗。一般选用多西环素、米诺环素等四环素类抗生素治疗，疗程为 6~8 周，但需要在医生指导下规范服用抗生素，不可自行服药、加大剂量或延长疗程。

11 痤疮患者的治疗药物都一样吗

不一样。需要根据痤疮的严重程度来选择相应的治疗方案，痤疮的治疗方案应该根据患者的实际情况灵活改变。

12 痤疮患者的治疗时间都一样吗

痤疮是一种慢性、炎症性、易复发的疾病，患者痤疮类型和严重程度不同，治疗时间也不相同。常规治疗时间为 3 个月左右，根据病情可适当延长治疗时间。

13 月经期需要停用治疗痤疮的药物吗

一般情况下，治疗痤疮的药物都不影响月经，月经期间不需要停用治疗痤疮的药物，可以正常口服和外用药物。

14 治疗痤疮有哪些外用药物

1. 维 A 酸类药物

维 A 酸类药物可作为轻度痤疮（以粉刺为主）的单独一线用药、中度痤疮的联合用药，还可以用来维持治疗。

2. 过氧化苯甲酰

过氧化苯甲酰是炎性痤疮患者的首选外用抗感染药物。

3. 抗生素

抗生素包括红霉素、林可霉素、克林霉素、氯霉素、夫西地酸等，适用于丘疹、脓疱等炎性皮损痤疮，但因抗生素有耐药性，故不推荐作为首选的抗感染药物，可与过氧化苯甲酰、维 A 酸类或者其他外用药物联合应用。

4. 化学剥脱术

水杨酸、果酸及复合酸等，可减少痤疮皮损，用于治疗轻中度痤疮。

15 治疗痤疮能用激素吗

对于暴发性痤疮、聚合性痤疮和经前期痤疮，在治疗时可以选择性地应用糖皮质激素。小剂量的糖皮质激素可以抑制肾源性雄激素的分泌，较大剂量的糖皮质激素则具有抗炎及免疫抑制的作用。因此，短疗程、高剂量的糖皮质激素可有效控制重度痤疮的发展。但一定要按医嘱服用，避免长期大剂量使用。

16 痤疮患者需要复诊吗

治疗痤疮需要观察皮损的变化情况，判定治疗效果，不同时期、不同皮损的治疗方案是不同的，所以定期复诊特别重要。在治疗的早期，一般建议 15~20 天复诊一次，以便及时调整下一步治疗方案。

17 玫瑰痤疮患者治疗时要注意什么

玫瑰痤疮患者治疗时要注意按时复诊、按时用药、注意避免一切刺激，包括酒精、冷热、日晒、风吹等。

18 痤疮患者在饮食上应注意什么

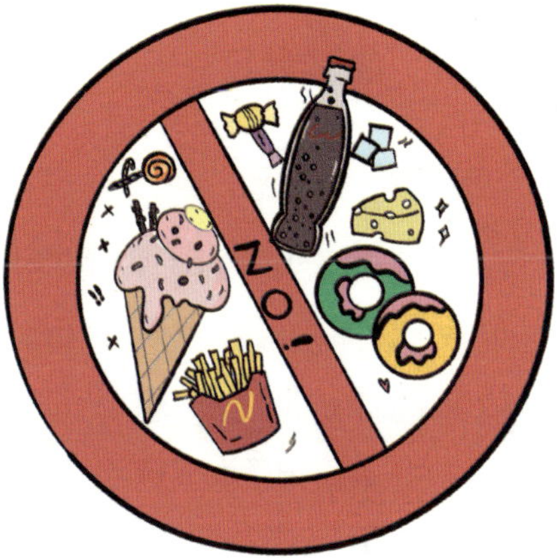

痤疮患者应该避免过多摄入高糖、高脂肪、高蛋白、辛辣刺激、烈性酒等食物。人类皮脂主要由甘油三酯、甘油酯、鲨烯和少部分胆固醇构成，其中甘油三酯在痤疮丙酸杆菌作用下释放游离脂肪酸，这是痤疮发生的重要机制之一。另外某些脂质还可能参与了皮脂腺的合成与毛囊角化的过程，这也是痤疮发生的机制之一。

19 如何预防玫瑰痤疮

1. 防晒

防晒以使用遮阳伞、戴墨镜、戴帽子等物理防晒措施为主，皮损基本控制后可考虑使用温和的防晒霜。

2. 心理

放松心情，避免紧张、焦虑及情绪激动。若少数患者焦躁、忧郁、失眠等症状不能缓解，可选用抗焦虑类药物。

3. 饮食

清淡饮食，忌烟酒、咖啡，避免过冷、过热饮食，避免辛辣、油腻食物。

4. 护肤

患者需长期使用保湿护肤品以保护皮肤的屏障功能，避免玫瑰痤疮的复发和加重，慎用 BB 霜、隔离霜及各种彩妆。选择护肤品时应咨询医生，必要时进行化妆品过敏试验。中重度玫瑰痤疮患者建议简单护肤，对于面部干燥者，仅外用保湿护肤品。

对于月经期玫瑰痤疮加重的患者，需要排除内分泌及生殖系统疾病，经前注意饮食、睡眠及调节心情，有助于防止玫瑰痤疮复发。

20 痤疮患者如何进行皮肤护理

对于痤疮患者，在合理饮食的基础上，采用恰当的医学护肤，有辅助治疗的作用。如使用含有硫黄等成分的产品，可以抑制油脂分泌，并起到抗感染的作用；使用含有水杨酸、果酸等成分的产品，可以适当剥脱皮肤，维持正常的细胞代谢周期；使用含有抗菌肽等成分的产品，可以抑制金黄色葡萄球菌、痤疮丙酸杆菌等。

注意选择具有保湿、修复皮肤屏障作用的产品。正确使用护肤品是痤疮的基础治疗方法之一。每天使用保湿霜、控油洁面乳和防晒霜可以减少炎症性和非炎症性痤疮皮损的数量。洁面乳应该尽可能短暂地停留在皮肤上，最大限度地减少对皮肤角质层的损害。

防晒是必要的，长波紫外线有抗炎作用，但中波紫外线会引起炎症，增加皮脂的产生和角质形成细胞的增殖。

21 如何减少痤疮复发

痤疮是一种慢性、易复发的疾病，虽然短期内无法“根治”，但可减少痤疮的反复发作。除了药物治疗、皮肤护理和一些辅助治疗外，痤疮的治疗还包括心理支持，生活中应注意如下方面：①生活规律，避免熬夜。②痤疮患者应避免吃高糖、高脂、奶制品及辛辣刺激食物，忌烟酒，少喝碳酸饮料，多吃新鲜的蔬菜和水果。③避免长时间日晒，尽量不用粉质类化妆品。④保持大便通畅。这将有助于预防和改善痤疮。

22 痤疮患者能服用维 A 酸类药物吗

能，口服维 A 酸类药物对于其他治疗方法效果不好的中重度痤疮患者、有瘢痕或瘢痕形成倾向的痤疮患者、频繁复发的痤疮患者是一个不错的选择，但是维 A 酸类药物可能会对肝功能和血脂产生不良反应，因此需要定期检测，根据检测结果决定是否继续应用此类药物。

附录1

中医特色外治法

一、拔罐疗法

拔罐疗法是利用罐为工具，利用燃烧等方法排出罐内气体，造成罐内负压，从而刺激局部皮肤，达到疏通经络、旺盛气血目的的一种治疗办法（附图1–1）。拔罐疗法能造成局部充血，使毛细血管扩张，通过调整机体功能，以通畅气血，疏邪散郁，达到治疗疾病的目的。

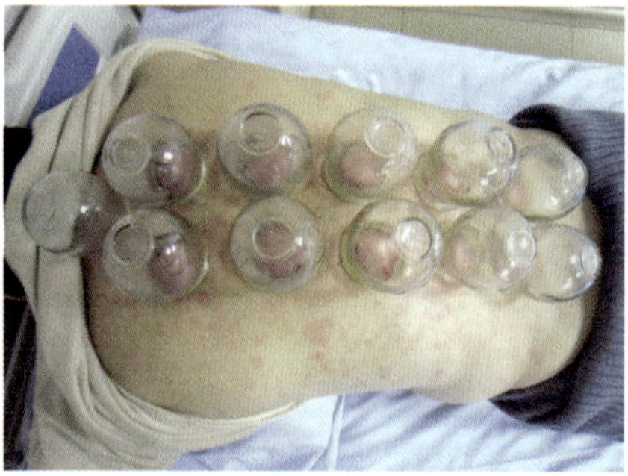

附图1–1　后背拔罐

1. 罐的种类

罐的种类很多，目前临床常用的有竹罐、陶罐、玻璃罐和抽气罐等。

（1）竹罐：直径3~5cm坚固的竹子截成6~10cm不同长度，打磨后而成。

（2）陶罐：用陶土烧制而成，罐的两端较小，中间略向外凸出，状如瓷鼓，底平，口径大小不一，口径小者较短，口径大者略长。

（3）玻璃罐：用玻璃制成，形如球状，口小，口边外翻，有大、中、小 3 型。

（4）抽气罐：透明塑料制成，上面加置活塞，便于抽气。

2. 适应证

适用于带状疱疹、荨麻疹、银屑病、痤疮、结节性痒疹、湿疹、神经性皮炎、皮肤淀粉样变性等。

3. 操作方法

（1）拔罐：患者取合理卧位，选择合适火罐，检查罐口有无损坏，用血管钳夹取酒精棉球，点燃后在罐内中段快速环绕 1~2 圈后，迅速退出，立即将火罐扣在所选部位。留罐时间大约为 10 分钟，起罐时，一手扶住罐体，另一手拇指或食指按压罐口皮肤，待空气进入罐内即可取下。

（2）走罐：在病变皮损处涂上润滑油，将抽吸空气后的罐在皮肤上来回滑动约 10 次。

（3）闪罐：在病变皮损处快速拔、起数次，直至病变皮损处潮红为止。

二、穴位埋线疗法

穴位埋线疗法是以脏腑气血经络理论为基础，把人体可吸收的线埋植在相应腧穴和特定部位，利用其对穴位的持续刺激作用，调整脏腑气血功能，祛除致病因素，达到治疗疾病的目的（附图 1–2）。

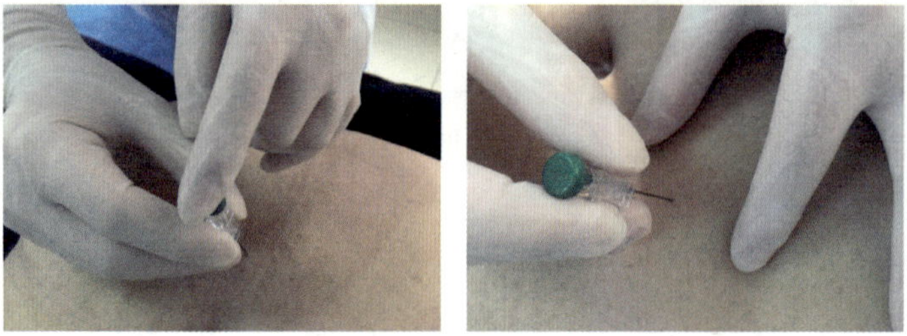

附图 1–2　穴位埋线疗法

1. 适应证

穴位埋线在临床上除用于治疗慢性病及虚证外，还广泛应用于皮肤科病证，如带状疱疹、慢性荨麻疹、湿疹、银屑病等疾病。

2. 禁忌证

①出血性疾病患者禁用埋线。②关节腔内禁用埋线。③女性在月经期、妊娠期、哺乳期勿埋线。④皮肤局部有感染、溃疡者不宜埋线。⑤严重性疾病、肝肾功能不全者不宜埋线。⑥结核、性病、其他传染性疾病者慎用埋线。⑦运动、酒后、过饱、过饥者慎用埋线。

3. 优势

①埋线治疗间隔时间长、单次治疗时间短，为患者节省了很宝贵的时间和费用。②疗效肯定，一些慢性、顽固性皮肤病，通过医患双方的配合，能够达到临床缓解或治愈。③费用少，依从性强，是治疗慢性、顽固性皮肤病的有效手段。

穴位埋线在皮肤科应用广泛，可以治疗多种皮肤科病证，且疗效显著。

三、火针

火针疗法是我国中医学宝库中一种古老的针刺治疗方法，在民间广泛流传，有着悠久的历史，具有疗效好、见效快、施治简便的特点，在治疗疑难病证方面有独特的疗效。火针疗法，古称“焠刺”“烧针”等，是将针在火上烧红后在病变部位或穴位速刺疾出，以治疗疾病的方法（附图 1–3）。

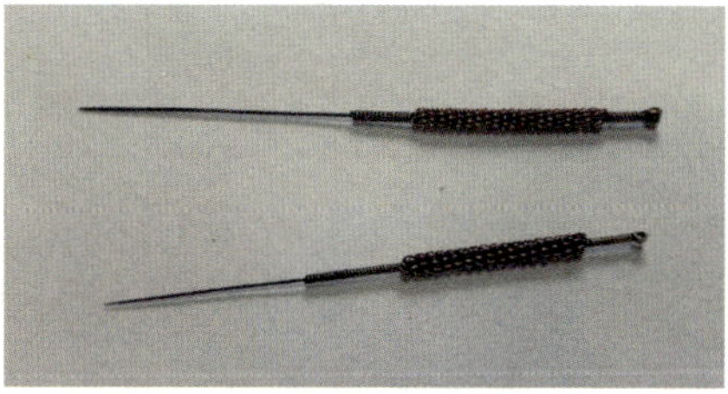

附图 1–3　火针

1. 适应证

（1）皮肤附属器疾病：如痤疮（各种分型均可使用）、面部激素依赖性皮炎、玫瑰痤疮、黄褐斑等（附图 1–4，附图 1–5）。

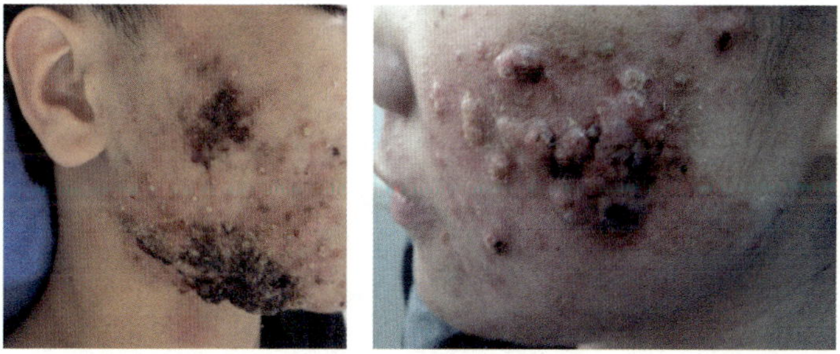

附图 1–4　囊肿型痤疮

注：颊部见较多炎症性丘疹、脓疱、囊肿、结节，可见渗液和结痂

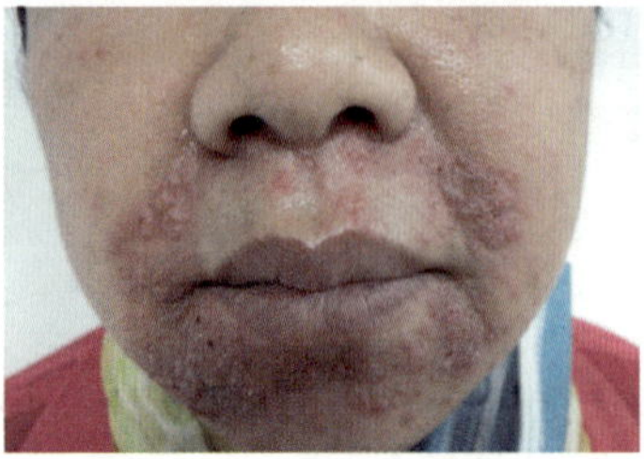

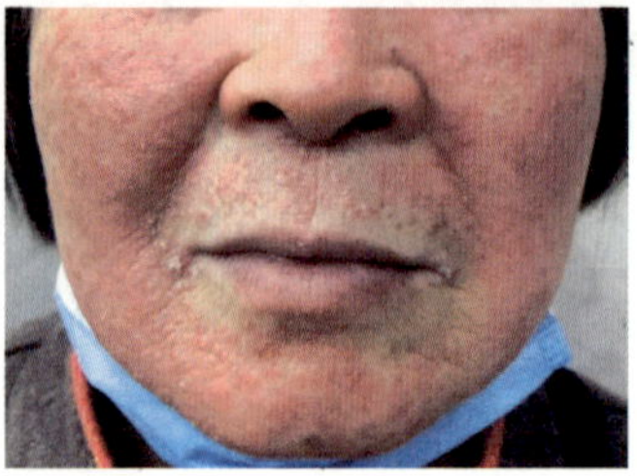

附图 1-5　玫瑰痤疮

注：面部有鲜红斑、丘疹、脓疱

（2）病毒性皮肤病：如带状疱疹、带状疱疹后神经痛、疣类等。

（3）瘙痒、顽固性皮肤病：如湿疹、结节性痒疹、神经性皮炎、皮肤淀粉样变性、掌跖脓疱病、扁平苔藓、白癜风等（附图 1-6）。

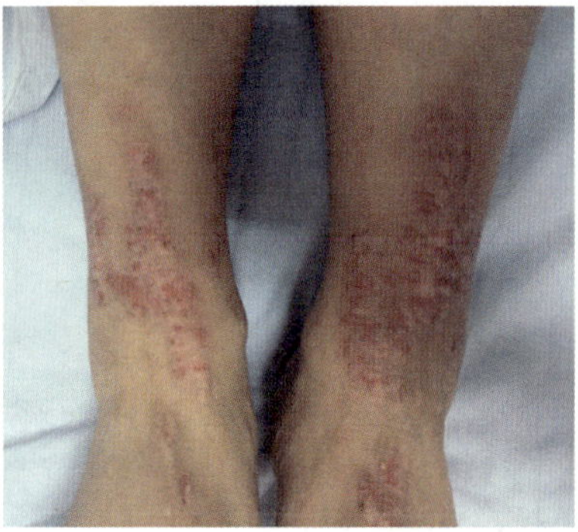

附图 1-6　神经性皮炎

注：小腿伸侧可见对称性苔藓样暗红色斑片，伴有抓痕、血痂

2. 禁忌证

瘢痕体质、孕妇、高血压、心脏病、血液病者禁用。

3. 操作方法

暴露皮损部位，局部以 75% 乙醇常规消毒，将针尖在酒精灯上烧红，迅速刺入皮损组织，随即迅速出针，连续 3~5 次，以消毒干棉签擦拭针眼，每周 1 次，4 次为 1 个疗程（附图 1-7）。

4. 注意事项

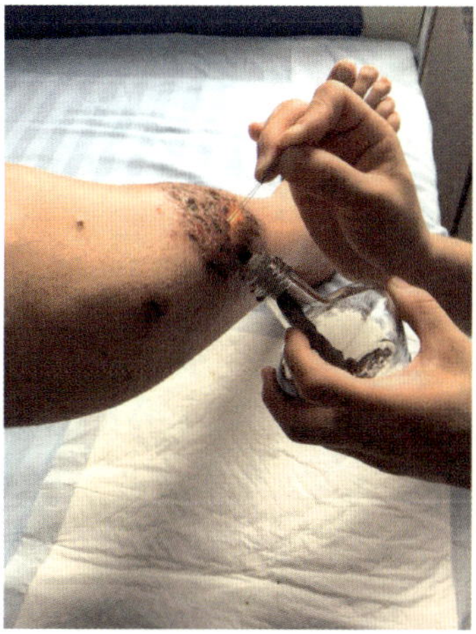

附图 1-7　火针操作

①火针治疗后，局部出血者，用干棉球立即按压针孔片刻，即可止血。②火针治疗后不可揉搓，不能用手抓挠，以免出现疼痛。③火针治疗后局部避免沾水，防止感染，待针眼处结痂方可沾水。④注意检查针具，发现剥蚀或缺损时，不宜使用，防止意外。⑤对于初次接受火针治疗的患者，应做好解释工作，消除恐惧心理，使患者积极配合治疗。⑥患有严重免疫系统疾病者、老龄患者及幼儿慎用。

四、火疗

火疗是根据中医学脏腑、经络、气血等中医基础理论结合西医学中循环、消化、代谢等理论，在中医熏蒸疗法、热敷疗法的基础上，研究出的自然疗法。

火疗是一种透皮给药法，通过穴位、经络传导，用火的温热性质，扩张皮肤血管，增加药物的渗透和吸收，起到温经散寒、扶正祛邪、调和气血、养心安神、疏肝理气、补肾培元的作用，可祛除体内风、寒、湿、热、毒邪，滋养五脏六腑、四肢百骸、五官九窍，有治疗疾病、防病保健、强身益寿、养生美容、减肥的效果（附图 1-8）。

1. 适应证

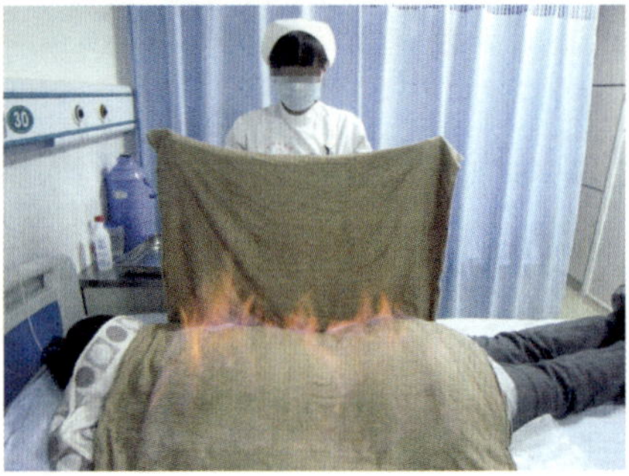

附图 1–8　火疗

（1）养生保健：有缓解颈肩腰腿部酸胀疼痛、头晕、失眠、肾虚、胃寒、胃胀、风湿疼痛、痛经等作用，还能排毒养颜、减肥、驱寒、缓解疲劳。

（2）疾病：黄褐斑、黑变病、白癜风、痤疮、脱发、白发、带状疱疹后神经痛、风湿性关节炎、类风湿关节炎等。

2. 禁忌证

①孕妇禁用。②女性月经期禁用。③晚期癌症和恶性肿瘤患者禁用。④精神恍惚者禁用。⑤严重心脏病、糖尿病、高血压患者禁用。⑥肾功能不全者禁用。

3. 操作方法

①将经过中草药浸泡的经络绳，放到人体背部，再覆盖保鲜膜，防止火疗时热量挥发。保鲜膜上，放两层湿毛巾。

②喷洒酒精，将酒精均匀地喷洒在第二层湿毛巾上。

③点火，嘱咐患者感觉较热时提示医生。

④扑火，点火几秒钟后患者感觉到热就扑灭，反复几次点火扑灭后，直至酒精燃烧完毕。

⑤取下毛巾，盖好被子，让患者休息片刻。

4. 注意事项

①不可以空腹做火疗，饭后 1 小时才能做火疗，火疗前后要喝大量温水（不可以吃冷饭喝冷水），火疗后 12 小时不能洗澡（至少 6 小时后方可用温水洗手脸），火疗后须平躺休息，手术 1 年后方可做火疗。

②在操作过程中，施术者注意力要集中，火候要适中，以患者能耐受且感到舒适为度，若操作不慎，易引起烫伤。

③火疗完毕，用油脂搓揉患处，使火力不外泄，直透关节，达周身，温煦脏腑，行气活血。

④火疗期间，避风寒，忌食一切生冷食物。

五、脐疗

脐，中医又称为神阙穴，它与人体十二经脉相连，与五脏六腑相通，所谓脐疗就是把药物直接敷贴在患者脐部，激发经络之气，疏通气血、调理脏腑，用来预防和治疗疾病的一种外治疗法（附图 1–9）。

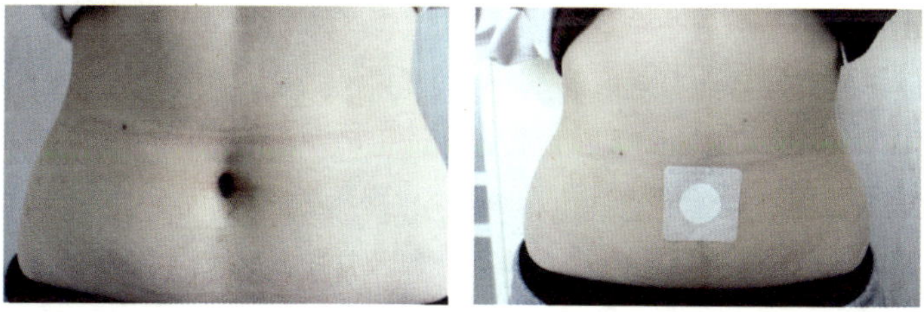

附图 1–9　脐疗

1. 适应证

（1）荨麻疹：又称为瘾疹。其特点是皮肤上出现瘙痒性风团，发无定处，骤起骤退，一般在24小时内消退，退后不留痕迹（附图1–10）。本病多因禀性不耐，卫外不固，外邪乘机侵袭，阻于肌肤，与气血相搏，营卫不和而发。可选用防风、蝉蜕、苦参、浮萍、苍术等药物。方中防风、蝉蜕和浮萍可祛风解表止痒，苦参清热燥湿，杀虫止痒，苍术健脾燥湿，上药共研细末，取适量温开水调敷脐上，外用医用胶布或创可贴固定，2天1次。敷药期间禁食生冷、辛辣类食物，防止病情加重。

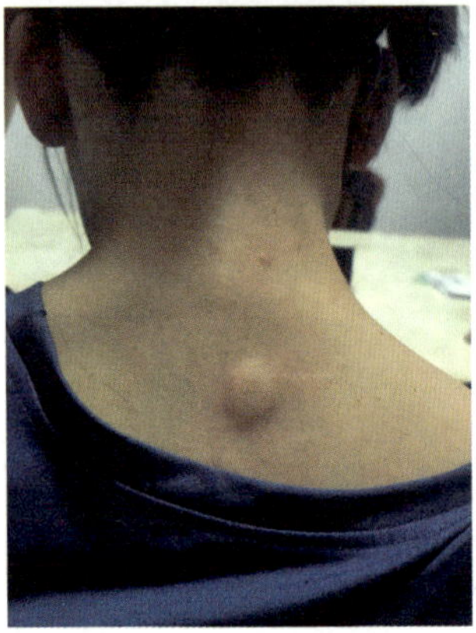
附图1–10　荨麻疹

（2）皮肤瘙痒症：指无原发性皮肤损害，而以瘙痒为主要症状的皮肤病，属中医学“风瘙痒”“痒风”范畴。本病临床特点是皮肤阵发性瘙痒，搔抓后出现抓痕、结痂、皮肤色素沉着以及苔藓样变等。多因脾胃损伤，湿热内生，蕴郁肌肤，不得疏泄，或血热内蕴，外感之邪侵袭，内外合邪，或气血亏虚，邪气乘虚而入，血虚生风化燥等所致。可选用桃仁、杏仁、胡麻仁、栀子、地肤子、冰片等药物。方中桃仁、杏仁理气活血，胡麻仁祛风止痒，栀子清透三焦，地肤子、冰片清热止痒。上药共研细末，用凡士林调敷脐上，外用医用胶布固定，1天1次。敷药期间忌饮酒，忌食辛辣食物，多吃蔬菜水果。贴身衣裤柔软宽松，宜穿纯棉织品。

（3）带状疱疹后神经痛：中医称带状疱疹为“蛇串

疮”“缠腰火丹”，本病多因饮食不节，情志失调，劳累过度，外感湿热毒邪，内外合邪而发。发病后易产生神经痛，其程度与年龄相关，年老体弱者疼痛剧烈且持续时间较长。可选用延胡索、三七、黄芪、川芎、朱砂等药。

2. 操作方法

脐疗的操作方法见附图 1–11。

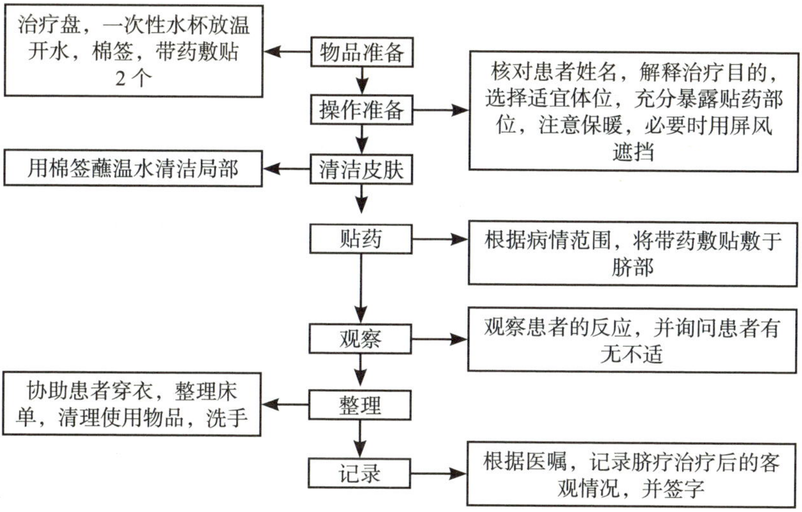

附图 1–11　脐疗操作流程示意图

3. 注意事项

①治疗前先用 75% 酒精棉球对脐及周围皮肤常规消毒，以免发生感染。

②敷药要摊铺得厚薄均匀。

③取仰卧位，充分暴露脐部，敷药后外敷纱布或胶布贴紧，也可用宽胶布固定，防止药物脱落。

④脐部皮肤娇嫩，如药物刺激性较强，宜在治疗前在脐部涂一层凡士林，小儿尤应注意。观察局部及全身情况，敷药后，若出现红疹、瘙痒、水疱等过敏现象时，立即停止使用，由于脐疗药物吸收较快，故开始用药几天后个别患者（尤其用走窜或寒凉药时）可能会出现腹部不适或有隐痛感，一般几天后可自行消失，不必紧张。

⑤要注意保暖。不在室外进行治疗，不能让脐部对准风口。保持室内温暖，适当给患者覆盖衣被。对于腹泻、感冒、体质虚弱的患者更要注意保暖。

⑥有严重心血管疾病、体质特别虚弱者，或处在怀孕期、哺乳期的女性，或皮肤过敏者，或腹部皮肤有炎症、破损、溃烂者均不宜进行脐疗。

六、肛门纳药法

肛门纳药法是指将药汁、药膏、药片、胶囊、栓剂等通过肛门送入肛内、直肠或大肠，通过肠黏膜吸收，达到治疗疾病的一种疗法。经肛肠途径给药，药物被大肠吸收，肺与大肠相表里，药效可上达于肺，还可通过肺的宣发肃降作用，到达百脉，药效可输布五脏六腑、四肢百骸，从而达到调整气机、平衡阴阳、扶正祛邪的作用。

1. 中药灌肠法

中药灌肠是将中药汤剂自肛门灌入直肠或结肠，使药物直达病所，灌肠后让药液保留在肠道内，通过肠黏膜吸收达到治疗和预防疾病的目的。

2. 肛门纳栓法

中药栓剂是指将药材提取物或药粉与适宜的基质制成供人体腔道给药的固体制剂，有润滑、抗感染、消炎、收敛、止痒、止痛等作用。

3. 适用人群及禁用人群

（1）适用人群：适用于不同年龄段的患者，尤其适用于不能口服、不愿意口服、口服给药疗效不佳者。

（2）禁用人群：对于有肛门、肠道疾病的患者如肛裂、肛管癌、肛门尖锐湿疣、直肠癌及肛管癌术后无肛门者禁用。

4. 案例

（1）中药灌肠法治疗胃肠型荨麻疹（附图 1–12）：处方为马齿苋 30g，薏苡仁 30g，水煎 250ml 灌肠，保留 30 分钟。薏苡仁能利水渗湿，清热排脓，健脾止泻，马齿苋能清热解毒，利水祛湿，止血凉血，两药合用，共同起到通腑泄热、解毒渗湿的功效。

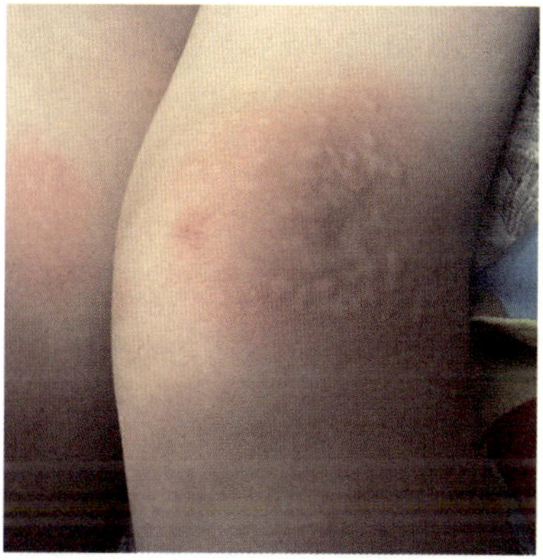

附图 1–12　荨麻疹

（2）肛门纳栓法治疗高热性银屑病：使用消炎止痛栓肛纳，每日 1 粒，7 天为 1 个疗程。消炎止痛栓中紫草能清热解毒凉血，白芷能消肿排脓，冰片能开窍醒神，清热止痛，吲哚美辛有消炎止痛的作用，多种药物合用，共奏清热凉血、解毒排脓之功效。

（3）肛门纳栓法治疗带状疱疹后神经痛：使用消炎止痛栓肛纳，每日 1~2 粒，7 天为 1 个疗程。带状疱疹后神经痛的病机关键在于湿热之邪壅滞肌肤，导致肌肤气血运行受阻，气滞血瘀，久病入络，不通则痛。消炎止痛栓中白芷通窍止痛，消肿排脓，冰片开窍醒神，清热止痛，采用肛门纳栓法治疗有通窍止痛、凉血活血之功效。

5. 优势

①药物不受胃肠 pH 和酶的破坏，在一定程度上避免了肝脏的首过效应，生物利用率高，对肝的不良反应小。②减少了药物对胃黏膜的刺激，干扰因素少，能促进药物吸收。③吸收快，起效快，作用时间长。④可用于高热、腹痛、呕吐及常规治法无效的患者。

七、中药热奄包疗法

中药热奄包疗法，又称中药热敷法，是将加热好的中药药包置于患病部位或身体的某一特定位置上，通过中药奄包的热蒸气使局部毛细血管扩张，加速血液循环，又可通过热蒸气使奄包内的中药渗透到患处，达到温经通络、活血化瘀、祛寒湿的目的。

1. 适应证

适用于带状疱疹后神经痛、局限性硬皮病、皮肤淀粉样变性、冻疮、银屑病、结节性痒疹等。

2. 禁忌证

①孕妇的腹部及腰骶部禁用。②严重的糖尿病患者以及截瘫、偏瘫、脊髓空洞等感觉神经功能障碍者禁用。③药物过敏者禁用。④皮肤溃疡、有不明肿块或有出血倾向者禁用。⑤急性扭伤等24小时急性期内用冷敷者禁用。

3. 操作方法

根据皮损类型辨证选用活血化瘀、疏通经络的中药饮片，装于大小合适无纺布制作的药包中，加水煎煮，30分钟后，取出药包，将其拧至不干不湿的程度，用毛巾将热药包包好敷于患处，留药20~30分钟，治疗结束后，拿走药包，擦干局部。

4. 注意事项

①热敷时保持室内温暖无风，治疗部位也要注意保暖，治疗中适当补充水分。

②若用毛巾包裹，包裹的毛巾应平整，使热力能够均匀渗透。

③温度适宜，不宜过烫，一般温度为50~70℃。

④患者使用热奄包治疗时，护士应定时询问患者感受，防止出现不适。

⑤如果治疗过程中发现局部皮肤出现皮疹、瘙痒，或局部皮肤产生烧灼、热烫的感觉时，应立即停止治疗。

八、中药湿敷疗法

中药湿敷疗法是根据皮肤部位辨证施治，中药煎煮后用敷料浸吸药液敷于皮损处，用来治疗疾病的一种外治法。

中药湿敷疗法是利用冷或热的物理作用，改善局部体液循环，有抑制渗出、收敛止痒、消肿止痛、控制感染、促进皮肤愈合等作用。覆盖的湿润敷料可软化痂皮，吸收各种分泌物，隔绝外界刺激，因而有保护及清洁的作用，同时，湿敷的液体可使角质细胞膨胀，从有利于药物吸收。

1. 适应证

中药湿敷适用于红肿糜烂渗出的急性炎症性皮肤病，如急性皮炎、湿疹、银屑病、大疱性皮肤病、带状疱疹后期、硬皮病等。

2. 操作方法

①准备温度适宜的药液，关闭门窗。帮助患者取合适体位，垫好床单，暴露湿敷部位，注意保暖。

②将6~8层纱布敷料在药液中浸湿，取出敷料稍拧干，拧至不滴水为度。

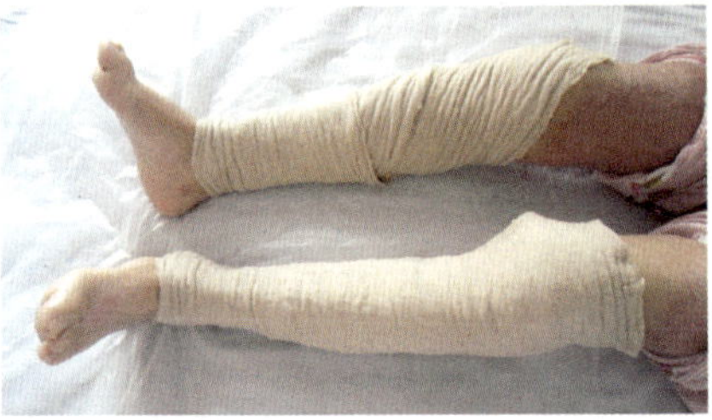

附图1-13　湿敷

③将敷料敷于患处，敷料大小根据湿敷部位大小而定（附图1-13）。

④每次湿敷约30分钟。

⑤每日湿敷次数依病情而定。

3. 注意事项

①注意保暖，防止受凉。

②湿敷时先选一处皮损，湿敷 1~2 次，观察局部，如无红斑、水疱、痒痛等过敏反应后，方可大面积应用。

③纱布从药液中捞出时，要拧挤得不干不湿，恰到好处。过干效果不好，过湿药液漫流。

④药液温度避免过高，防止烫伤。

九、梅花针叩刺疗法

梅花针叩刺疗法是集合多支短针浅刺人体一定部位和穴位的一种针刺方法，又名“皮肤针”，因叩刺的形状如梅花状，故名为“梅花针”（附图 1–14）。梅花针叩刺疗法主要通过浅刺皮肤使局部皮肤发红或微量出血，从而激发经络之气，通经活络，调和气血，调理脏腑虚实以达治病目的。梅花针叩刺具有泻热毒、祛湿毒、行气散结、活血化瘀的功效。

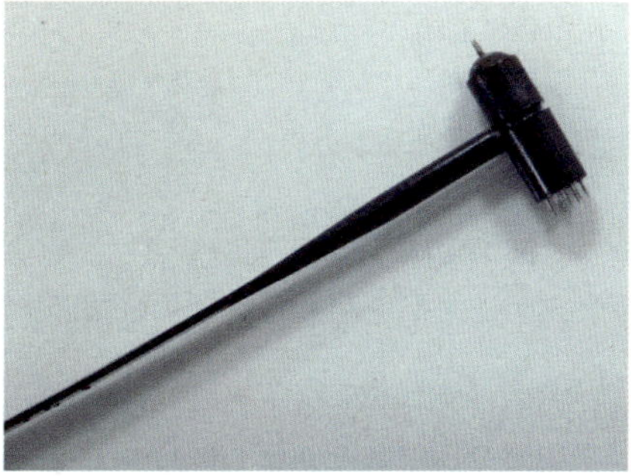

附图 1–14　梅花针

1. 适应证

适用于斑秃、带状疱疹、皮肤淀粉样变性、神经性皮炎、银屑病、结节性痒疹、慢性湿疹等。

2. 叩刺分类

（1）局部叩刺：在病变局部，由外围向中心叩刺，适用于斑秃、肥厚皮损（附图 1–15）。

（2）穴位叩刺：根据穴位主治选择叩刺部位，较常取各种特定穴、华佗夹脊穴、阿是穴等。

（3）循经叩刺：取与疾病脏腑络属相关的经络或循行经过患处的经络进行叩刺。叩刺方向应与经脉的循行路线一致。

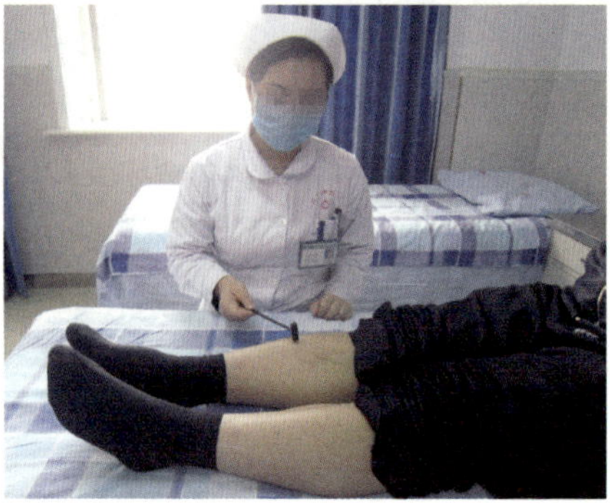

附图 1–15　护士操作梅花针图

3. 叩刺强度

根据患者体质、病情、年龄、叩刺部位不同，一般可分为弱、中、强三种强度，即轻叩、中叩、重叩。轻叩为补法，重叩为泻法。

（1）轻叩：叩打时使用腕力较轻，冲力也较小，患者稍有疼痛感，皮肤仅见局部潮红，以充血为度。

（2）中叩：叩打时使用腕力稍大，患者有轻度疼痛感，局部皮肤有较明显潮红、丘疹，以不出血为度。

（3）重叩：叩打时使用腕力较重，患者有明显疼痛感，局部皮肤有明显潮红，以微出血为度。

十、盐熨疗法

盐熨疗法，简称盐疗，是指将大青盐加热后在人体局部或一定穴位适当来回移动或旋转，利用大青盐的温热之力，将药性通过体表毛窍透入经络、血脉的一种治疗方法（附图 1–16）。

1. 适应证

盐疗适用于硬皮病、带状疱疹后神经痛、冻疮、黄褐斑、胃肠型荨麻疹、肥胖等。

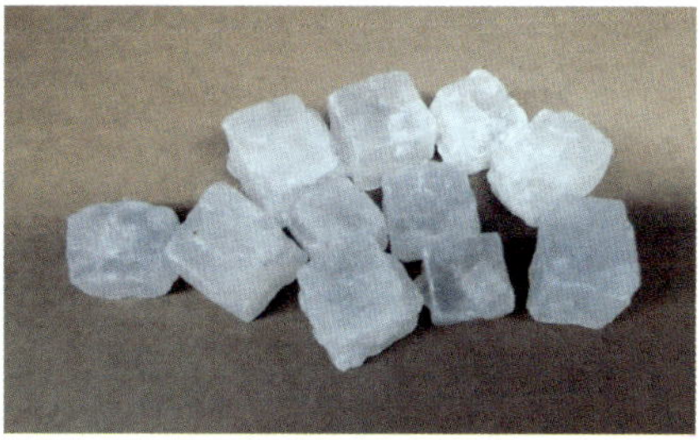

附图 1–16　大青盐

2. 禁忌证

①孕妇的腹部及腰骶部禁用。

②严重的糖尿病患者以及截瘫、偏瘫、脊髓空洞等感觉神经功能障碍患者禁用。

③对盐疗过程中任一成分过敏者禁用。

④皮肤溃疡、有不明肿块或有出血倾向者禁用。

⑤急性扭伤等 24 小时急性期内用冷敷者禁用。

3. 操作方法

①将大青盐放入粗棉布袋内制成圆柱滚轴形盐包。

②将盐包放入烤箱内加热数分钟后使用，温度略高于手温（50℃以内为宜）。

③协助患者取舒适体位，充分裸露患处体表。

④盐疗前配合推拿、按摩，充分舒展放松患者身体。

⑤选取患处或某一穴位，用盐包不断地在盐疗部位旋转移动，每次 20 分钟左右。

4. 注意事项

①盐疗时保持室内温暖无风，注意保暖，治疗过程中适当补充水分。

②盐疗时注意盐包在皮肤上不断转动，以免烫伤皮肤。

③盐疗时，施术者应定时询问患者感受，以免出现不适。

④如果治疗过程中发现局部皮肤出现皮疹、瘙痒，或局部皮肤产生烧灼、热烫的感觉时，应立即停止治疗。

十一、中药烟熏疗法

中药烟熏疗法是指中药材借助某些易燃物质产生不冒火焰的不完全燃烧，产生烟雾，用来烘熏患处以防病治病的外治疗法（附图 1–17）。

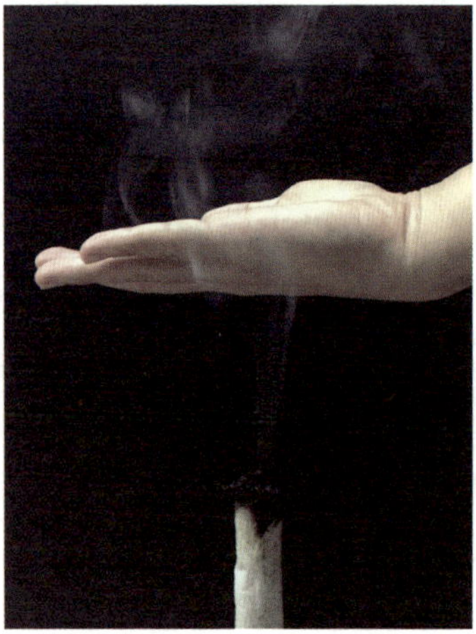

附图 1–17　中药烟熏疗法

（1）适应证

适用于某些慢性、肥厚性、浸润性、结节性、瘙痒性、疼痛性等寒证疾病。

（1）慢性肥厚浸润性皮肤病：如慢性湿疹、慢性神经性皮炎、皮肤淀粉样变性、扁平苔藓、银屑病静止期等。

（2）结节性皮肤病：如结节性红斑、结节性痒疹等。

（3）阴寒性皮肤病：如冻疮、硬皮病等。

（4）瘙痒性皮肤病：如皮肤瘙痒症、痒疹等。

（5）疼痛性皮肤病：如带状疱疹后神经痛等。

（6）复杂性瘘管、顽固性溃疡等。

2. 操作方法

根据病证，选苍术、黄柏、苦参、防风、大枫子、白鲜皮、松香、鹤虱草、五倍子等药物，共研为粗末，将上药与艾绒混合，用较厚的草纸卷成药卷。将熏药卷一端点燃，用其所产生的烟雾对准皮损面，距离一般以患者感觉温热且舒服为度，每次15~30分钟，每日1~2次。

3. 注意事项

①熏药在下，皮损在上。

②温度适中，防止烫伤。

③皮损大且粗糙肥厚者，熏药时宜浓烟高温。

④熏药后有一层油脂（油烟），不要马上擦掉，保持时间越长效果越好。

⑤注意药烟对眼结膜、呼吸道黏膜有刺激作用。

⑥严重高血压、孕妇、体质弱、哮喘患者慎用，急性炎症性皮损患者禁用。

十二、放血疗法

放血疗法又称砭法、刺络法、刺血法。放血疗法是在特定穴位或皮损处针刺后，通过挤压或负压吸引放出少量血液，以疏通经络、泄热解毒、活血化瘀、调和气血的一种外治方法。以耳尖放血、后背夹脊穴刺络、皮损处放血、十宣放血最为常见。

1. 禁忌证

凝血机制障碍及传染病患者禁用，如白血病、艾滋病、肝硬化、血友病等。严重心脑血管疾病、贫血、低血压、晕血者慎用，孕妇、女性经期者慎用，过饥、过饱、过劳、醉酒者慎用。

2. 操作方法

（1）耳尖放血：耳尖穴在耳郭向前对折的上部突起处，操作时，先按摩耳尖，使之充血，耳郭常规消毒，左手固定耳郭，右手持采血针刺入 0.2cm，立即出针，然后用双手挤压耳尖穴令其出血 5~10 滴后，用消毒干棉球按压针孔止血，1~2 天 1 次，5~10 天为 1 个疗程（附图 1–18）。

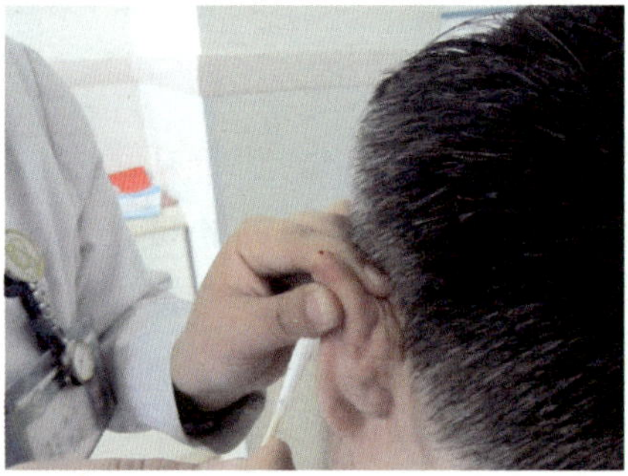

附图 1–18　耳尖放血

（2）后背夹脊穴刺络：夹脊穴在腰背部，第 1 胸椎至第 1 腰椎棘突下两侧，后正中线旁开 0.5 寸，一侧 17 个穴位，一共 34 个（附图 1–19）。常规消毒穴位后，用一次性采血针刺入 0.2cm，立即出针，后拔罐，留罐 15 分钟后起罐，用干棉球擦净血液，再次消毒。

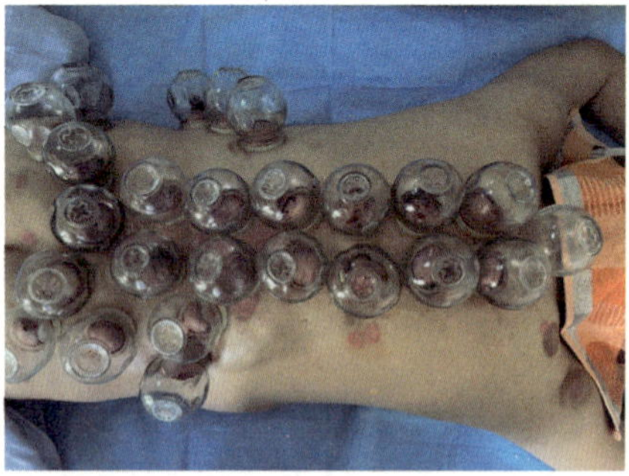

附图 1–19　后背夹脊穴刺络拔罐

（3）皮损处放血：常规消毒局部皮损处，用一次性采血针刺入 0.2cm，立即出针，后拔罐，留罐约 10 分钟后起罐，用干棉球擦净血液，再次消毒。适用于银屑病、慢性湿疹、皮炎等。

（4）十宣放血：十宣穴在手指尖，距指甲游离缘 0.1 寸，左右两手加起来共十个穴位，故名十宣。针刺方法同上（附图 1–20）。适用于带状疱疹、银屑病进行期、斑块型银屑病、荨麻疹（风热型）、痤疮、慢性疖病、红皮病、玫瑰痤疮、日光性皮炎、毛囊炎等血热或热毒型皮肤病。

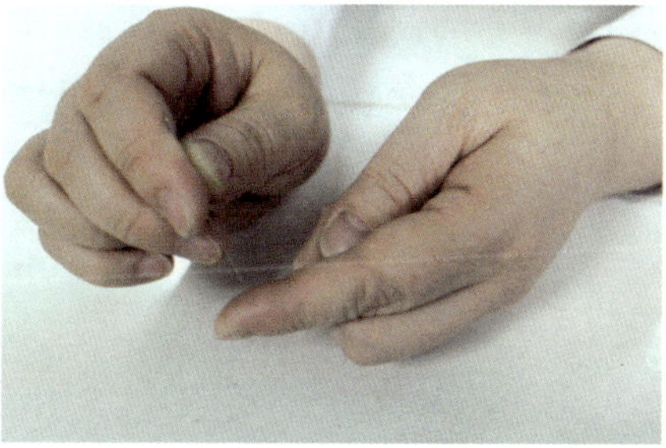

附图 1–20　指尖放血

3. 注意事项

①首先向患者做好解释工作，消除不必要的顾虑。

②放血针具采用一次性采血针，注意清洁消毒。施术者双手与患者放血部位均应常规消毒。

③针刺放血时应注意进针不宜过深，伤口不宜过大，以免损伤其他组织，如出血不停止，要采取压迫止血。

④禁止在同一部位反复放血，容易造成局部硬结。

⑤操作过程中患者一旦出现晕血现象，应立即扶患者平卧、饮热水，注意监测患者生命体征。

⑥如果操作后局部出现小块发绀，一般不必处理，可自行消退。如果肿胀疼痛较剧，24 小时内可以进行冷敷，24 小时之后热敷，也可以局部轻轻按揉，促进血肿消散。

十三、中药熏蒸疗法

中药熏蒸疗法是中药外治疗法的一种，又称为中药蒸煮疗法、中药汽浴疗法等，是以中医理论为指导，利用药物煎煮后产生的药蒸汽，通过熏蒸机体达到治疗目的的一种中医外治方法。

1. 禁忌证

①孕妇及月经期妇女禁用。②严重出血患者禁用。③心脏病、严重高血压患者禁用。④结核病患者禁用。⑤心力衰竭、肾衰竭患者禁用。⑥动脉瘤患者禁用。⑦温热感觉障碍患者禁用。

2. 操作方法

①将准备好的中药药液倒入熏蒸机加热锅内。

②接通电源，打开总开关，根据要求在控制面板上设定各参数。

③当听到电脑语音提示舱内温度适宜后（39~42℃），让患者脱去外衣，换上专用衣裤，医生将治疗舱体立起，患者在立姿状态进入治疗熏蒸舱，合上治疗舱盖，头部暴露于治疗舱外，颈部用毛巾围裹，防止气雾外漏。然后缓缓地调节到患者自觉舒适的卧姿状态接受治疗。

④舱内温度应自动控制在39~42℃，治疗时间不宜超过30分钟。每日1次，2周为1个疗程。治疗时的温度和时间可根据患者的体质、耐受程度而定。

⑤治疗完毕后患者走出熏蒸舱，及时擦干身体上残留的药

液，更换衣服，并饮用约300ml温开水或果汁等补充水分。

⑥每次熏蒸治疗完毕后，均应按“消毒键”对治疗舱内腔进行喷淋消毒，再用清水和纱布擦去残留的消毒液。

⑦整理用物，物归原处。

3. 注意事项

①施行熏蒸疗法，应时刻注意防止烫伤，各种用具要牢固稳妥，热源应当合理，药液不应接触皮肤。

②小儿及年老体弱者熏蒸时间不宜过长，温度不宜过高，如有头晕、心慌、胸闷等不适感觉，应停止熏蒸，及时卧床休息。对于初次使用者，尤其是老人、体弱者，在治疗时间和温度上应循序渐进。

③熏蒸浴具要注意消毒。

④治疗期间适当减少辛辣、油腻、甘甜等食物的摄入。

⑤治疗期间，停用各种护肤品。

⑥做完熏蒸后注意补充水分。

十四、刮痧美容疗法

刮痧美容疗法是指应用边缘钝滑的器具（牛角、玉石），根据中医经络腧穴理论，在患者脸上或身体上的一定部位反复刮动，以美容的一种治疗方法。

1. 适应证

适用于痤疮、色斑、皱纹、眼袋、黑眼圈、毛孔粗大、肌肉松弛等患者。

2. 常用方法

刮痧美容疗法包括面部刮痧、背部刮痧、耳部刮痧法。

3. 疗程

（1）面部、耳部刮痧：每周 1 次，4 次为 1 个疗程。

（2）背部刮痧：15 天 1 次，4 次为 1 个疗程。

4. 注意事项

①出痧后最好饮一杯温开水，并休息 15~20 分钟。

②刮痧治疗后，通常约 3 小时后方可洗浴。

③刮痧后 4 小时内不要化妆，不要热敷。

④面部刮痧不必强求出痧，以刮热即可。

⑤刮痧后两三天内局部有疼痛感属于正常反应。

⑥再次刮痧时间至少间隔 5 天，待皮肤痧退，无包块和疼痛感后，方可再次刮痧。

十五、芳香开背疗法

芳香开背疗法是指利用精油或一些中医药护理产品配合中医传统推拿手法，进行松筋开背按摩，有促进血液循环，舒筋活血的作用。背部的经脉主要有督脉、足太阳膀胱经，刺激诸经能使人体阴阳平衡，益气养血，疏通经络，放松减压，有较好的理疗作用。

芳香开背疗法适用于内分泌失调性痤疮、黄褐斑患者，便秘性痤疮、黄褐斑患者，压力性脱发患者，免疫力低下易过敏患者，带状疱疹后神经痛患者。

十六、耳穴压豆疗法

耳穴压豆疗法是在耳针疗法的基础上发展起来的，是近20年来最流行的耳穴疗法，指用硬而光滑的药物种子或药丸，如王不留行籽、莱菔子、白芥子、喉症丸、小儿奇应丸等贴压耳穴，刺激耳郭上的穴位，有疏通经络，调节脏腑气血功能，促进机体阴阳平衡的作用（附图1–21）。

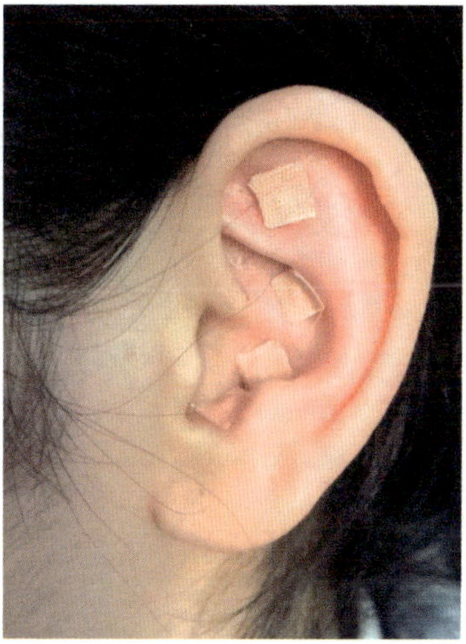

附图1–21　耳穴压豆疗法

1. 适应证

适用于湿疹、荨麻疹、药疹、瘙痒症、过敏性紫癜、结节性红斑、风湿热、红斑狼疮等皮肤病患者。

2. 物品准备

速干手消毒剂、75%乙醇、棉签、耳压探测笔、耳穴贴、镊子、贴压物（最常用的是王不留行籽，根据具体情况还可用其他植物种子，如莱菔子、决明子、白芥子、紫苏子、黄荆子、急性子等）（附图1–22）。

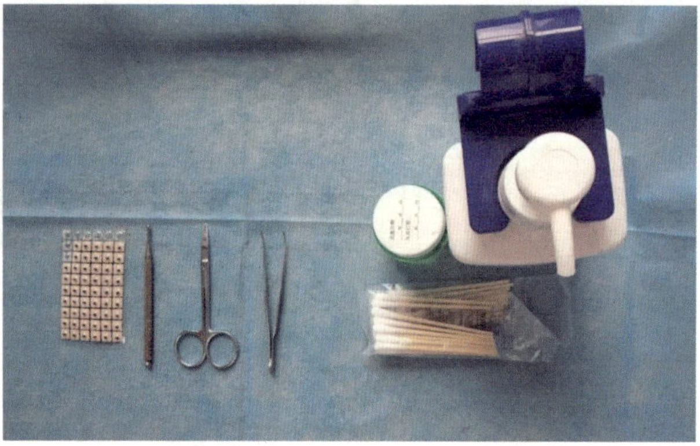

附图 1–22　耳穴压豆疗法操作工具

3. 操作方法

①用视诊法、触摸法、压痛法探查耳穴定位。

②消毒耳郭。

③左手托住耳郭，右手持镊子将耳穴贴贴于穴位上，贴压牢固，按耳穴走行方向给予一定压力。注意询问患者是否有酸、麻、胀、痛、热等得气后感觉，以确保取穴准确。

④耳穴压豆后，患者需每日自行按压多次，症状重者可随时按压。

4. 常用按压手法

（1）揉按法：刺激较轻微，有补虚作用，适用于老年人、孕妇、儿童、久病体弱及耳穴敏感者。

（2）点压法：本法是一种弱刺激手法，适用于各种虚证、慢性病、各类功能性疾病。

（3）直压法：本法是一种较强的刺激手法，适用于体质较壮的实证患者。

（4）对压法：本法为重压强刺激手法，患者有较强烈的痛胀感。故适用于年轻体壮的实证患者，或急症及剧痛症患者。

5. 治疗湿疮

（1）脾虚湿蕴证：症见发病较缓，皮损为淡红色斑片、丘疹或丘疱疹，伴有鳞屑，抓后糜烂渗出，瘙痒，伴神疲纳呆，腹胀便溏，舌质淡胖边有齿痕，苔白或腻，脉濡缓。治宜健脾除湿止痒。取肺、脾、过敏区、肾上腺、内分泌、大肠、膈等穴。治疗时患者取坐位，常规消毒后使用王不留行籽贴压，每次取双侧耳穴或两耳交替取穴，3~5 日更换 1 次，4~6 次为 1 个疗程。嘱咐患者感觉出现酸、麻、胀、疼、热等得气感后坚持用对压法和直压法按压，较强刺激。

（2）血虚风燥证：症见病程日久，反复发作，皮损色暗红，皮损处肥厚粗糙，角化皲裂，脱屑，瘙痒夜间较重，舌淡苔白，脉沉细或弦细。治宜养血祛风止痒。取肺、心、过敏区、肾上腺、内分泌、神门、膈、枕等穴。治疗时患者取坐位，常规消毒后使用王不留行籽贴压，每次取双侧耳穴或两耳交替，3~5 天更换 1 次，4~6 次为 1 个疗程。嘱咐患者感觉出现酸、麻、胀、疼、热等得气感后坚持用对压法和直压法按压，较强刺激。

肺耳穴，是治疗皮肤病的要穴，能宣发卫气，祛风止痒；大肠耳穴，能清大肠湿热以解毒止痒；过敏区、肾上腺、内分泌、耳尖穴能抗过敏，祛风止痒，清热解毒；神门耳穴为治神要穴，能解毒、消炎、镇静、止痒；心耳穴能宁心安神止痒；膈耳穴是止痒要穴，配合枕耳穴可加强镇静止痒的作用。诸穴配合，标本兼治，共奏疏通经络，清热利湿养血之功。

6. 注意事项

①注意防水，以免使胶布张力降低导致脱落。

②贴压耳穴不宜过多，时间不宜过长，以防止胶布潮湿或皮肤感染。

③耳郭皮肤有炎症和冻伤者不宜贴敷。

④对于过度饥饿者、疲劳者、精神高度紧张者、年老体弱者、孕妇，手法应轻柔，刺激量不宜过大；对于严重心脏病、高血压患者不宜进行强烈刺激；急性疼痛病者宜重手法强刺激。

⑤耳穴压豆后患者自行按摩时，以按压为主，手法宜从轻到重，切勿揉搓及过度重按以免损伤皮肤造成局部感染。

十七、针刀除皱术

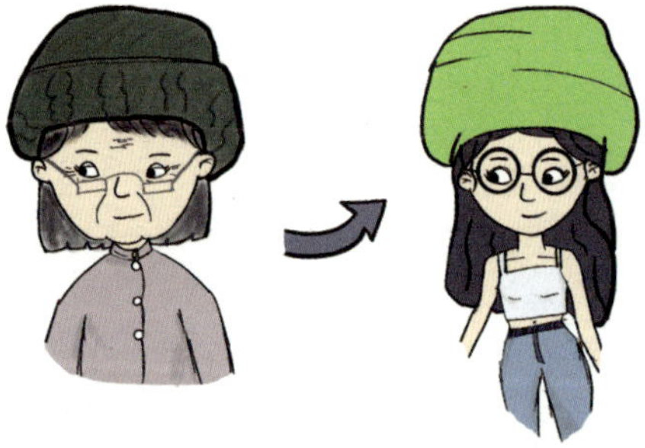

针刀是我国中医药传统疗法之一，是介于非手术与手术之间的闭合性松解治疗方式。目前针刀在医学美容中的应用逐渐增多。

针刀治疗是基于中医基础理论、西医学、生物力学诞生的一种新医学科学，它吸取了中医针刺和西医手术之长，将两种方法有机地结合在一起，通过直径只有 0.4~1.0mm 的针具刺达病变部位，发挥针与刀的作用，运用巧妙的手法舒筋活络、刮除瘢痕、松解粘连、维持力学平衡，使气血得到通畅。

用针刀松解面部弓弦力学系统的粘连和瘢痕，恢复面部皮肤等软组织的营养，就能减少甚至消除皱纹。做完针刀治疗后面部无太大不适感，只有微微发热，一般 3 小时左右可自行消失，针刀可以直接刺激皮下组织加速循环，增强新陈代谢。

1. 工具

小针刀一般长为 3~8cm，直径为 0.4~1.0mm 不等。分手持柄、针身、针刀三部分。针刀宽度一般与针体直径相等，刃口锋利（附图 1–23）。针刀刺入时微痛，与针刺痛感相当，但酸胀感较针刺强烈。

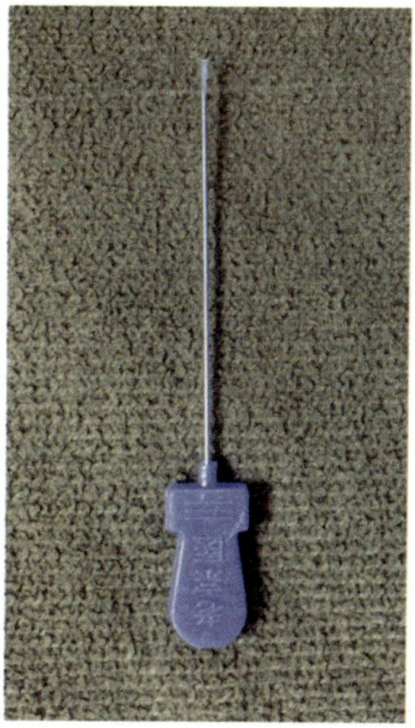

附图 1–23　针刀

2. 操作方法

①指导患者取仰卧位，使用利多卡因对患者皱纹部位及面部肌肉条索处定点局部麻醉。

②对患者皱纹部位及皱眉肌处进行标记，用碘伏及酒精棉球脱碘消毒。

③沿皱纹方向进行平刺或斜刺，对粘连部位针刺 2~5 下。

④在面部肌肉条索处快速进针，出现阻力感后实施弹性直切、斜切，由浅至深，每次 2~5 下。

⑤出针后针孔按压 30 秒以上。

3. 优势

临床用小针刀治疗面部皱纹疗效显著，且远期复发率低，治疗创伤小，不良反应较轻，安全性高。

附录 2

活性氧水浴

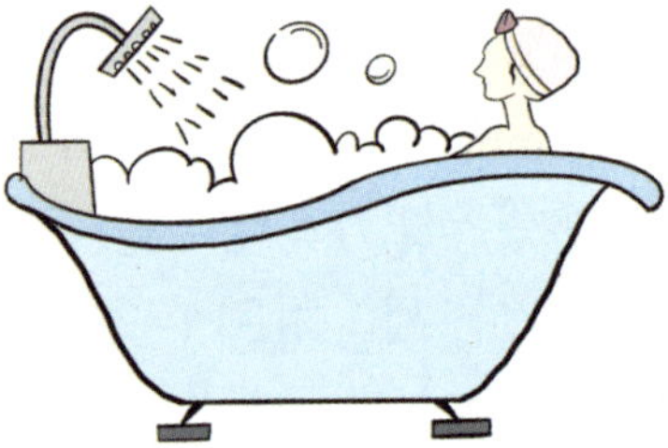

活性氧水浴是指将活性氧注入水中，然后洗浴，有杀菌、消毒、美白等作用。

1. 适应证

适用于红斑、鳞屑、丘疹、脓疱、水疱、结节、囊肿、红肿、渗出、糜烂、溃疡以及色素沉着等各种皮损的皮肤病。

（1）炎症性皮肤病：各种皮炎、湿疹、银屑病等。

（2）感染性皮肤病：带状疱疹、脓疱疮、毛囊炎、手足癣、体股癣等。

（3）免疫性皮肤病：天疱疮、疱疹样皮炎等。

（4）瘙痒性皮肤病：神经性皮炎、瘙痒症等。

（5）色素性皮肤病：黄褐斑、炎症后色素沉着等。

（6）儿童皮肤病：婴幼儿湿疹、特应性皮炎等。

2. 禁忌证

（1）绝对禁忌证：内脏出血尚未得到控制的患者；张力性气胸及自发性气胸未经治疗的患者；严重的大叶性肺炎患者；严重的心脏病患者；活动性肺结核患者；未经治疗的癌症患者。

（2）相对禁忌证：癫痫病患者；精神失常患者；高热尚未好转患者；严重高血压患者；经期及妊娠期（尤其6个月内）的妇女。

3. 操作方法

①水温37~40℃（用水温表测试）。水位以坐浴为准，水位在肚脐以上，心脏以下位置。

②注入活性氧后洗浴。

③泡浴30分钟左右，便可出浴，擦干周身。

4. 注意事项

①不宜空腹泡浴。

②泡浴过程中有头昏、恶心等不适时，应停止泡浴。

③泡浴时注意浴室通风，避免密闭。

④对于心脏病、高血压患者，应循序渐进，初次泡浴不要超过3~5分钟，不求流汗，慢慢增长时间，直至适应，水温不可超过38℃。

⑤泡浴后注意保暖，避免感冒。

⑥泡浴时水位不可超过心脏，以免引起不适。

⑦勿揉、搓皮疹，以免加重病情。

附录 3

水氧治疗

水氧治疗是指利用强压氧，将灭菌盐水和氧同时输入高压设备，将颗粒型水珠转化为极小的水分子作用于皮肤，微小的水滴会以喷雾的形式，以每秒 230 米的速度喷出，可极速将水和氧注入人体皮肤底层，达到快速补水、补氧的作用。

1. 适应证

①适用于白头粉刺、黑头粉刺、脓疱、结节、皮肤油腻、色素沉着等患者。

②适用于皮肤有过敏原、毛囊虫的患者。

③适用于剥脱性皮肤重建术和非剥脱性皮肤重建术的术前备皮和术后护理。

2. 禁忌证

①治疗区存在非典型痣、皮肤有破损、有活动性疱疹、恶性病变的患者禁用。

②有严重糖尿病、高血压、心脏病、癫痫的患者禁用。

③孕妇禁用。

④对冷空气过敏的人群禁用。

3. 疗程

①痤疮严重的患者前期 3 天 / 次，后期 7 天 / 次。②正常皮肤 7 天 / 次。水氧项目可作为日常保养佳品，可长期使用。

4. 疗效

单次治疗后治疗部位微微发红，毛孔清洁，皮肤紧致，面部轻微提升。

5. 护理

水氧治疗后患者需大量补水，注意日常防晒。

6. 并发症

水氧治疗几乎无任何并发症，个别患者会出现红肿，可自然消退，无需特殊处理。

参考文献

[1] 张学军，郑捷. 皮肤性病学［M］. 9版. 北京：人民卫生出版社，2018.

[2] 方洪元，邢卫斌，张秉新，等. 实用皮肤性病手册［M］. 北京：人民卫生出版社，2016.

[3] 王宝玺. 中华医学百科全书·临床医学皮肤病学［M］. 北京：中国协和医科大学出版社，2017.

[4] 带状疱疹后神经痛诊疗共识编写专家组. 带状疱疹后神经痛诊疗中国专家共识［J］. 中国疼痛医学杂志，2016，22（3）：161–167.

[5]《中华医学杂志》社皮肤科慢病能力提升项目专家组，中国医师协会疼痛科医师分会，国家远程医疗与互联网医学中心皮肤科专委会. 带状疱疹相关性疼痛全程管理专家共识［J］. 中华皮肤科杂志，2021，54（10）：841–847.

[6] 中国中西医结合学会皮肤性病学专业委员会皮肤影像学组，国家远程医疗与互联网医学中心皮肤科专委会，国家皮肤与免疫疾病临床医学研究中心，等. 面部常见皮肤病皮肤镜诊断专家共识［J］. 中国医学前沿杂志（电子版），2019，11（8）：12–22.

[7] 中国医师协会皮肤科医师分会带状疱疹专家共识工作组. 带状疱疹中国专家共识［J］. 中华皮肤科杂志，2018，51（6）：403–408.

[8] 王永斌. 高龄老人照护手册［M］. 上海：上海科学普及出版社，2017.

[9] 中国体癣和股癣诊疗指南工作组. 中国体癣和股癣诊疗指南

（2018 修订版）[J]. 中国真菌学杂志，2019，14（1）：1–3.
[10] 甲真菌病指南专家工作组，中华医学会皮肤性病学分会，中国中西医结合学会皮肤性病专业委员会，等. 中国甲真菌病诊疗指南（2021 年版）[J]. 中国真菌学杂志，2022，17（1）：1–7.
[11] 王侠生. 皮炎湿疹荨麻疹 [M]. 2 版. 北京：中国医药科技出版社，2021.
[12] 杨帆. 实用皮肤性病临床诊治 [M]. 北京：科学技术文献出版，2013.
[13] 许乐为，刘洋. 农村基本环境卫生常识 [M]. 南昌：江西科学技术出版社，2016.
[14] 宋业强，周东，辛琳琳，等. 百病新治丛书荨麻疹新治 [M]. 北京：中医古籍出版社，2016.
[15] 中华医学会皮肤性病学分会，荨麻疹研究中心. 中国荨麻疹诊疗指南（2018 版）[J]. 中华皮肤科杂志，2019，52（1）：1–5.
[16] 中华中医药学会皮肤科专业委员会. 瘾疹（荨麻疹）中医治疗专家共识 [J]. 中国中西医结合皮肤性病学杂志，2017，16（3）：274–275.
[17] 中华中医药学会皮肤科专业委员会. 湿疹（湿疮）中医诊疗专家共识（2016 年）[J]. 中国中西医结合皮肤性病学杂志，2018，17（2）：181–183.
[18] 黄力. 皮肤病的治疗与调养（大字本）[M]. 上海：上海科学技术文献出版社，2018.
[19] 马一兵，徐旭英. 白癜风合理用药 220 问 [M]. 北京：中国医药科技出版社，2013.
[20] 成爱华，韩梅海. 白癜风防治 [M]. 北京：中国科学技术出版社，2018.

[21] 王家怀. 揭秘白癜风[M]. 北京：金盾出版社，2016.
[22] 吴春华. 白癜风奇招妙治[M]. 北京：人民军医出版社，2007.
[23] 朱光斗. 白癜风[M]. 北京：中国医药科学技术出版社，2021.
[24] 贾跃进. 膏方妙用[M]. 北京：人民军医出版社，2013.
[25] 中国中西医结合学会皮肤性病专业委员会色素病学组，中华医学会皮肤性病学分会，中国医师协会皮肤科医师分会. 祛斑美白类护肤品在黄褐斑中的应用指南[J]. 中国皮肤性病学杂志，2022，36(2)：123-127.
[26] 张丽芹. 现代临床皮肤性病治疗实践[M]. 长春：吉林科学技术出版社，2018.
[27] 周子芙，霍然. 色素痣的不同治疗方法及其研究进展[J]. 中国美容医学，2022，31(5)：169-172.
[28] 王畅. 白癜风诊断与治疗[M]. 4版. 郑州：河南科学技术出版社，2018.
[29] 中国中西医结合学会皮肤性病专业委员会色素病学组. 白癜风诊疗共识(2021版)[J]. 中华皮肤科杂志，2021，54(2)：105-109.
[30] 中华医学会皮肤性病学分会，皮肤激光医疗美容学组，中华医学会皮肤激光技术应用研究中心. 黄褐斑光电治疗与修复专家共识[J]. 实用皮肤病学杂志，2020，13(2)：65-70.
[31] 程玉燕，杨森. 雀斑的病因、发病机制、临床表现、治疗及其研究进展[J]. 中国医学文摘·皮肤科学，2015，32(5)：471-475.
[32] 北京中西医结合学会医学美容专业委员会. 中西医结合痤疮诊治专家共识[J]. 实用皮肤病学杂志，2021，14(5)：257-260.

[33] 中国医师协会皮肤科医师分会，皮肤美容亚专业委员会. 中国玫瑰痤疮诊疗专家共识（2016）[J]. 中华皮肤科杂志，2017，50（3）：156–161.
[34] 中华医学会皮肤性病学分会玫瑰痤疮研究中心，中国医师协会皮肤科医师分会玫瑰痤疮专业委员会. 中国玫瑰痤疮诊疗指南（2021 版）[J]. 中华皮肤科杂志，2021，54（4）：279–288.
[35] 周子芙，霍然. 色素痣的不同治疗方法及其研究进展 [J]. 中国美容医学，2022，31（5）：169–172.
[36] 李雪莉，孙秋宁，禹卉千. 面部皮肤病答疑解问 [M]. 北京：世界图书出版公司，2020.